医師・和久医院院長
和久晋三 Shinzo Waku

地上最強の水素健康法

水素は病気の主因である
悪玉活性酸素を
駆除する最強戦士

ワニ・プラス

はじめに

水素療法は怪しい？

こんにちは。

このたびは本書を手に取っていただき本当にありがとうございます。

あなたが本書を手に取られたということは、普段からかなり健康意識の高い方と推察いたします。

ただ「水素」というとまだまだ「怪しい」と思われているのが現状です。

医師の間でも「そんなもの、効かない」「エビデンスもない」「保険診療にもなっていない」「信用できない」などという認識がほとんどです。

あるいは「通常診療だけで手いっぱいでそんな先進医療まで手が回らない」という医師もいました。

ただそれはそれで仕方のないことで、医学部では「水素療法」についての講義もありませんし、医師になってからも通常診療等で日常は忙しく、これにプライベートで子育てや親の介護でもしなければならなくなると、本当に手いっぱいな状況となってしまい、水素についての知識を得るなど、なかなか難しいのが現状です。

また、水素ブームを予測して、なりふり構わず、つまり一攫千金を目的にビジネス展開をする会社も多く「なんでも水素で治る」「医者はもう要らない」「うちの製品だけが安心・安全・高性能」という極端なメッセージを発信していることも、信頼を落としている要因のひとつと思われます。

そもそも「水素」だけですべてが上手くいくはずがありませんよね。やはり「睡眠」「運動」「栄養」「標準治療」などが一番大切であって、それに「プラス水素」という考え方が基本だと思います。

加えて、まだまだ知られていませんが、「水素療法」は2016年にようやく厚生労働省から「先進医療B[※1]」に認定されたばかりという事情もあります。

つまり水素療法について多くの方はまだ〝知らない〟だけなのです。

その一方で現在、水素療法に関わる論文だけでもすでに2500を超えており、現在も数々の臨床効果や実験結果が次々と報告されています。

慶應義塾大学病院では、救急の現場において水素吸入治療を導入し、心臓の病気が原因で心肺停止した方の90日後の生存率を24%も上げるという驚異的な数字を出していますし、また、某国立大学では数々の水素療法による臨床データを基にし、ケイ素（シリコン）を利用した水素発生カプセル（体内で多量の水素を発生させるシリコン製剤）まで開発しています。

さらに、急に脳梗塞や心筋梗塞になり救急搬送された際、搬送先の病院に水素ガス吸入療法があるかないかで、その後の人生が大きく変わってしまう事例もあります。

水素のポテンシャル

もしお時間があれば、「水素」「論文」と入力してネット検索するだけで驚くほど多くの論文や報告がヒットしますので、一度調べてみていただくといいかもしれません。

また医療分野だけでなく、最近では有限会社やまぎんの西川明秀社長は「ごみから水素」とプロジェクトの開発に邁進していますし、トヨタの燃料電池車「ミライ」[※2]は有名ですが、そのほかにも三菱重工の水素発電、川崎重工の液化水素技術、神戸市の水素バスの運行など各分野で目覚ましい発展を遂げつつあります。

とくにやまぎんの「ごみから水素」というプロジェクトは、毎年12億着と言われる売れ残りの輸入衣服や廃棄衣料品を燃やさずに特殊な技術で水素にして、再生可能エネルギーに活用するというものです。将来的には、衣料品だけでなく、廃棄物すべてを再生可能エネルギーに変えて、燃料として活用していくことを目指しているといいますから凄いプロジェクトだと思います。

私のやっていること

さて私は、標準治療に加え、先進医療の水素吸入と水素サプリ等を使って、水素療法をさせていただいている一内科開業医です。

クリニックでは水素療法のほかにも普段は漢方治療、分子栄養学に基いた「栄養療法[※3]」に「アインプロス」（内因子生体微粒子製剤[※4]）や「上咽頭擦過治療[※5]」といった治療を実施しています。加えて、口腔《こうくう》内の状態を把握して舌癒着症[※6]や歯周病の改善指導も行っています。歯の嚙み合わせを重視し、歯科医とも密に連携を取り、治療にあたっています。

また健康増進には足元も非常に重要と考えており、足の変形を整える指導も行っています。必要なら優秀な整体師も紹介しています。

つまり、開業医として当然ではあるのですが総合的に色々な角度から患者さんを診《み》させていただいています。

また聞きなれない方も多いと思いますが最近では「タヒボ」という樹木から取れる特別な成分を利用した「タヒボ茶」、それから抗酸化作用や免疫力を上げて、末期がんの患者さんにも効果を発揮するタヒボの「サプリ」（顆粒状）の素晴らしさも伝えています。

国際水素医科学研究会の赤木純児《あかぎじゅんじ》理事長は、東京と熊本の自身の免疫統合クリニックで水素吸入療法をはじめ、低用量抗がん剤治療、オプジーボやヤーボイなどの免疫チェックポイント阻害剤投与などの「赤木メソッド」に、さらにタヒボも活用され、ステージ4の末期がんの方々の5年生存率を86・8％という驚異的な数字に引き上げておられます。

赤木純児先生が作家の中井由梨子《なかいゆりこ》氏と『もう怖がらないで！　がんに向き合う12の魔法』（ワニ・プラス）という本を出されています。その本では赤木先生が考えぬかれた「赤木メソッド」というがんの治療法、そして水素吸入療法やタヒボについて知ることができますので、是非ご一読いただければと思います。

さて、田舎の一開業医が次々と水素吸入療法など先進医療をなぜ取り入れるのかと言えば、じつは私自身が幼いころから恥ずかしいほど病気や怪我ばかりをして、入退院を繰り返していたからだと思います。人一倍「元気になりたい」と思う私は、患者さんにも「元気でおってや」という気持ちが強いのです。さらに私のクリニックでは、標準治療だけではいまある症状がなかなか治らない患者さんをたくさん診ていることもあります。

たとえば、血液検査でもCTでもどんな検査でも異常がないとされるものの、「しんどい」「眠れない」「やる気が起きない」「外にも出たくない」「手足が冷える」といった症状の患者さんがおられます。そんな方々に栄養解析を行い、足りない成分を補うと、みるみるうちに改善されることがあります。

これは標準治療だけではなかなか難しいのです。しかしながら、「分子栄養学」を少しでも勉強すると、「○○が足りないからそのような症状が出ているのではないか？」というふうに、ある程度の予測ができるようになります。

その予測に従って、足りない成分を補うと、分子レベルでの栄養改善が起こり、細胞が元気になり、ひいてはその人本来のポテンシャルが発揮できる状態になるというわけです。そうなると「みるみるうちに改善」される可能性が高くなります。

こういったこともじつは医学部の講義では扱わないので、当然ほとんどの医師は知りません。

この分子栄養学を活用した治療法は、私のように自身の病気をきっかけに勉強した医師や、標準治療だけで改善しない患者さんを嫌というほど目の当たりにしても、決して見捨てず希望を持って、たまたま分子栄養学に辿りついたような医師でないと「使おう」と発想しない療法だと思います。

水素を活用した療法にしても分子栄養学を基にした療法にしても、すべての先進医療は「あきらめない」「患者や家族の希望を決して奪わない」という情熱が原動力となります。標準治療を充分に施したにもかかわらず行き詰まり、それでも諦めなかった結果、辿りついたものなのです。

水素療法の効能についても知らない人が多いため、大変もったいないことが起きていることも事実だと思います。

患者さん本位の医療

ところであなたはアメリカの「アクセス法」をご存じでしょうか？　その条文に「患者は、それが当人にとって効果的なら、分野に関係なく世の中のあらゆる治療法を受けることができる権利を持ち、医師はそれを探す義務がある」とあります。

つまり患者に対して、ありとあらゆる治療法を探そうとしなかった場合、医師は罰せられるというものです。

アメリカの医療制度や法律がすべて優れているわけではないのですが、日本のように標準治療で治らなければそれで終わり、ではないというところは素晴らしいと思います。

また、世界医師会の「ヘルシンキ宣言」の「臨床における未実証の治療」第37項には、「個々の患者の処置において証明された治療が存在しないかまたはその他の既知の治療が有効でなかった場合、患者または法的代理人からのインフォームド・コンセントがあり、専門家の助言を求めたうえ、医師の判断において、その治療で生命を救う、健康を回復するまたは苦痛を緩和する望みがあるのであれば、証明されていない治療を実施することができる。この治療は、引き続き安全性と有効性を評価するために計画された研究の対象とされるべきである。すべての事例において新しい情報は記録され、適切な場合には公表されなければならない」とあります。

つまり、現在エビデンスに基づく考えられるすべての治療を行っても改善しない場合は、エビデンスがまだ不十分であっても望みがあれば、新しい治療を行うことができるという意味の宣言がされています。

「アクセス法」にしても「ヘルシンキ宣言」にしても、情熱を持って最後まであきらめずに患者さんに希望を与えつづけるための努力をすることが医療従事者の使命であるということを、明確にしているのではないでしょうか。

生きている＝細胞と付き合うこと

さて、少し話は変わります。経験された方はわかると思うのですが、がんと診断されたり、何かで一度死にそうな目に遭うと、目に映るすべてのもの、一瞬一瞬がスローモーションのように見えて、生きていることが本当にありがたく思えることがあります。

葉っぱが風に揺れている姿や犬がしっぽを振っている姿さえ、「ああ、生きているんだなぁ」と愛おしく思えてくるのです。

私たちは元々「ない」所から「ある」という存在になり、やがてまた「ない」所に向かっています。

いまは貴重な貴重な「ある」という所にいます。

しかし、「ある」という所はときに苦しかったり、辛かったり、楽しかったり、寂しくなったりと、まさに喜怒哀楽と生老病死《しょうろうびょうし》※7の世界です。

これは肉体という借りものを付けている限り、それを構成する「細胞」とお付き合いしていくことになるので仕方のない話だと思います。

私たちは37兆個もあるとされる細胞と誰しも生きている限り付き合っていきます。

私はよく不登校の患者さんにこんなことを言います。「○○君はね、この体は自分のものだと思っているかもしれないけど、これは自然界からの贈りものでね、取り扱い説明書はないけども、やっぱりちゃんと扱ってあげないと壊れて辛くなったりするんだよ。いまから少しだけその取り扱い方を言うから、やってみてね」と。

そして睡眠・運動・栄養の話をするのですが、たったそれだけで大概の子は登校できるようになります。

とくに睡眠は大切です。7時間は寝ないと脳のゴミであるアミロイドβというたんぱく質が浄化されずに蓄積し、早く認知症になりやすいという話は有名です。体と脳を休ませ、エネルギーを回復させるためにも必要です。

また、記憶の整理や免疫力の向上にも役立ち、健康を保ちます。

「スマホもずっと続けて使うことはできず、必ずどこかで充電しないといけないように、君の脳や体も充電しないといけないよ」と説明します。そしてもし午後11時に寝ると決めたら、それに絶対に遅れないようにすること。寝る前2時間は交感神経を刺激するスマホやテレビは見ないこと。体が温まったままでは寝にくいため、少し体が冷えてくる寝る前90分までにお風呂は完了しておくことなどを伝えます。

運動は、血流改善や体力の維持やアップに不可欠ですが、不登校の子には、とにかく朝起きたら10分でも20分でもほかの子が登校する時間を外して――鉢合わせを避けるためです――散歩するように勧めます。

朝、太陽の光に当たるだけで脳内からセロトニンが分泌され、その時間から15時間後にセロトニンは睡眠ホルモンのメラトニンに変わり、眠くなるように体は出来ていますので、これを活用します。

また栄養については、鉄やビタミン、ミネラルがいかに重要かを理解し、体の一つひとつの細胞レベルから栄養状態を上げていく話をすると、ほとんどの子はうつ向いていた顔を徐々に上げて熱心に聞きはじめます。

私は、細胞というのは本当に不思議だと思っています。医学生のときに、病理の実習でありとあらゆる細胞を見ていくのですが、脳の細胞にしても肺や筋肉の細胞にしても言ってみれば〝ただの細胞〟なのです。

そのただの細胞が集まると、「嬉しい」「楽しい」「腹が立つ」「寂しい」と感情や意識を持つのです。

ただただ細胞がつながっているというだけで、どうして細胞がそんな「意識」や「感情」を持つのか不思議に思われませんか？

それを「当たり前」と取るか「奇跡」と取るかは個人の価値観にもよりますが、そこに細胞があることだけは事実です。

そうすると、生きている限り一つひとつの細胞をより元気にすれば、よりパワフルでポテンシャルの高い時間を過ごせるのは当然と思うのです。

いまふうに言うと、「チャージ」すれば復活するみたいな感じでしょうか。

もちろん「遺伝子」やさまざまな「環境」によって変わってくるので、決して同じただの細胞ではないのですが、細胞が考え、細胞が動き、細胞があらゆることを決定していくという視点で人間を捉えると、面白いかもしれません。

話はやや横道に逸れましたが、その細胞に焦点をあてて、考えているのが医学であり、先進医療なのですが、水素はまさに「細胞をチャージ」あるいは「細胞をリフレッシュ」させる必須アイテムと考えてもらってもいいと思います。

水素と活性酸素

私は幼いころ病気や怪我を繰り返したと述べましたが、じつはそのお陰で運よく「水素療法」に辿り着きました。

もうかれこれ30年以上臨床医をしていますが、その経験から鑑みて、費用対効果と痛みを伴わないという点では、この水素療法ほどいい治療はないと思っています。しかも、がんのみならず多くの疾病に効果があります。

病気の原因の多くには悪玉活性酸素――詳細は第6項と第7項で説明します――が関わっていると言われています。

水素はこの悪玉活性酸素を除去してくれるので、本当に力強い味方と言えます。とくに水素ガス吸入療法はヒトの37兆個の細胞の一つひとつにまで短時間で大量に届くと言われており、そのさまざまな効果は先述の通り、多くの論文にもなっています。

現在のところ、まだまだ認知されていない水素療法ですが、本書では起こった「事実」、あるいは起こりつつある「事実」だけを、症例などを通じて伝えたいと思います。

大学や研究機関であれば、より多くの事例をもとに、データの蓄積が行われ、立派なエビデンスが出来上がるのですが、私のような一般個人開業医でも臨床を通じてコツコツと伝えていけると思っています。

「怪しい」で終わらせるか、臨床例を重視するか

じつは水素に関するお話を学会や一部の大学、市民向け講座などでもさせていただいているのですが、ほとんどの方の水素療法に関する印象は、冒頭で述べた通り、まだまだ「怪しい」が多数です。

あなたも水素というと「怪しい」という印象をお持ちかもしれませんが、それは成功事例の論文報告がいくつもあることを知っていて、さらに実臨床で次々と改善していく患者さんを見てきた者からすれば、大変もったいない話だと思います。

本当にいいものは必ず残ると思いますが、いくらいいものでも知られていなければ宝の持ち腐れになってしまいます。

ただ以前、水素の特性をよく把握していない業者によって、工場出荷時は水素が入っているものの商品棚に並ぶころには「水素が抜けている」状態で「水素水」が販売されていたこともあり、水素が信用を落とした経緯もあります。マイナスの印象を持たれても仕方ない状況だと思います。

水素は宇宙一小さな分子です。そのため水素水を作っても、早めに飲まないと、あっと言う間に「拡散」してしまう特性があります。この特性を供給する側が理解していなかったこと、それが残念でなりません。

さらに、誤った水素の扱いをしたことで誤った水素の情報が拡散し、多くの人に悪いイメージを持たれてしまったというのも大変残念な話です。

まだまだすべてが解明されたわけではありませんが、私は水素についてより「正しい」認識を多くの人に持っていただけたらと願っています。

“出逢い”を大切にしたい

人は、誰と出会うかで、人生が大きく変わってしまうことがあります。

それは出合う「本」も同じだと私は思っています。

大変おこがましいようですが、この本があなたにとって、「よき出合い」となるように、原子番号1番の「水素」の知られざる世界について、なるべくわかりやすく紹介したいと思っています。

より専門的で高度な内容や知識を求められる方は、大学の専門家や非常に研究熱心な方々がすでに多くの水素関連の書籍を出されていますので、それらも参考にしてください（巻末「参考図書」参照）。

さて私が最初に「水素」と出合ったのは、恐らく皆さんと同じで、中学1年生の理科の実験のときだったと思います。

しかし、それ以降は授業以外で水素を意識したことはほとんどありませんでした。

最近でこそ「水素水」や「水素ガス吸入」、「水素サプリ」といった言葉をよく耳にするようになりましたが、私は水素にほとんど関心がありませんでした。しかしながら、２０２２年7月に、国際水素医化学研究会にも所属されている鳥取県のよろずクリニックの萬憲彰《よろずけんしょう》先生から衝撃的な症例を紹介していただき、初めて「水素」に本格的に興味を持つようになりました。

60代のパーキンソン病の女性がある条件下で水素吸入治療を行った結果、なんとスタスタと歩き出したのですから。それはもう「やらせ」ではないかと思うほど大変な驚きでした。

そしてその方が週に2〜3回、ある環境下での水素吸入とトレーニングを行った結果、なんと半年後にはスキップができるようになり、１年後にはボート漕ぎのマシンを動かせるまでになり、１年３ヶ月後には「トレーニングの指導者になろうかな」と発言するまで気持ちも前向きになられたのです。

正直に言うと、「パーキンソン病が水素だけでそんなに簡単に改善するはずがない」と、私も最初は疑っていました。

しかし、次々と同様の改善例が出てきており、水素吸入療法の効果は、論より証拠ではないですが、もう疑う余地がないところまできていると思います。

一方で18年ほど前、亡き父が脳梗塞となったことをきっかけに水素に興味を持ち、「水素水」を職場兼自宅で使用していましたが、それほど大きな効果は実感できていませんでした。

水素水関連の文献や著書を読んでも、「そんなに効果があるのかなぁ」というのが正直な印象でした。

また、人によって効能が異なる印象も持ちました。というのも、現在使用している水素水を精製する機械は水素発生レベルが1から3まであり、高濃度の3にすると私は軟便になり、便秘気味のスタッフが飲むと快便になるといった具合だったからです。

ところがこれが「水素ガス吸入」になると、当院でも次々とビックリするような快復をしていく患者さんが次から次へと出てこられたのです。

たとえば、いつもおふたりで来院される高齢のご夫婦がおられるのですが、残念ながら奥さまが初期の認知症になられ、表情もなく無口になり、ほとんど自分から動くこともなくなりました。

ところが、水素吸入療法を始めて3ヶ月くらい経過したときのことでした。奥さまが旦那さまの診察のときにスッと立ち上がり、なんと旦那さまの衣服を持ち上げ、しかも穏やかな笑顔で診察介助をしてくれたのです。

普通であれば本当に何気ないことですが、この思わぬ光景に私は思わず涙が出そうになりました。あんなにボーっとして何にもしなかった方がここまで改善するなんて、「水素ってなんていい奴なんだ！」と思った瞬間でもありました。

診察中でしたが、私の胸中はもう感動の嵐でした。第23項で詳細は述べますが、脳血流シンチグラフィーという放射性物質を使って脳の血流状態を画像化し、脳の機能や疾患を評価する検査でも奥さまの脳の血流は改善していました。

この例のほかにも、ステージ４の肺がんの方が、元気に散歩ができるようになったり、毎週けいれん発作を起こしていた青年が発作を起こさなくなったり、地味な話ですが、白髪や薄毛が改善し、しみやくすみも改善したりと、この田舎の一クリニックでさえ、水素吸入療法による改善例はあとを絶ちません。

また繰り返しになりますが、２０１６年12月に厚生労働省から先進医療Ｂに認定された水素吸入療法ですが、慶應義塾大学病院のデータとして、救急医療でも臓器障害を抑制し、心原性（急性心筋梗塞や不整脈などが原因）の心肺停止後の患者さんの回復に非常に貢献したと、地上波でもニュースとして報道されました（2023年3月27日）。

また水素は悪玉活性酸素だけを除去するので、いまのところはほとんど副作用報告がなく、むしろ、いままでは考えられなかった良い報告ばかりが舞い込んでいます。

なんでもそうですが、プラスがあればマイナスがあり、薬なら効果もあれば副作用もあり、人であればいいところもあればそうでないところもあるというのが自然の法則だと思います。

ところが水素にはそういう側面がいまのところほとんどないのです（「ほとんど」という部分は本文中で紹介いたします）。

20年ほど前、いまでこそ消火器のようにあちこちに設置してあるＡＥＤの普及活動をしているときに「そんな物要りますか？」と言われたことがありますが、その例からもわかるように、どんないい物でも認知されるまでには時間がかかるものです。

まだまだ知られていない水素ですが、少しでも困っている方々のお役に立てればと思います。

さて前置きはこのくらいにして、先の認知症の方の笑顔を思い浮かべながら、お話を進めていこうと思います。

水素の知られざる世界へ一緒にスタートしましょう。

2024年11月吉日

※1　薬機法（医薬品、医療機器等の品質、有効性及び安全性の確保に関する法律＝旧薬事法）上の承認等が得られていない医薬品や医療機器を用いても、一定の条件を満たせば保険診療との併用を可能としたものを「第3項先進医療【先進医療B】」という

※2　水素と酸素を化学反応させて、直接発電する新しい概念の発電装置である「燃料電池」で発生させた電気エネルギーを使って、モーターを回して走る自動車

※3　人それぞれの体の状態に合わせて、必要な栄養素を細かく調整する方法。栄養のバランスを整えて、体の調子を良くすることを目指すもの

※4　内因子生体微粒子製剤という液体を使用した補助的療法のひとつ。この液体には、幹細胞が有する成長因子や細胞因子などの生理活性物質（体の働きを調整する物質）が含まれており、損傷した組織や細胞の修復および再生を促進する効果が期待されている。幹細胞そのものではなく、その上清液を高度な技術で利用するため、体への負担が少なく、美容や病気治療に使用されている

※5　コロナ後遺症やタンパク尿、湿疹などさまざまな病気を引き起こすとされる慢性上咽頭炎（第27項参照）に使われる治療。EATまたはBスポット治療ともいわれる

※6　舌の下の筋が短かすぎて舌の動きが制限される状態。これにより、睡眠時無呼吸発作や呼吸に問題が生じることがある。舌癒着症手術を行えば大幅に改善することが舌癒着症学会で報告されている

※7　生まれること、年老いること、病に罹ること、死ぬことの四つ。仏教でいうところの四苦

目次

序　まずは免疫について知っておいてください

①免疫とは何か

免疫とは字のごとく「疫（＝悪性の流行病）」を「免れる」ことですが、私たちは日々、ウイルスや細菌など外から入ってくる異物と戦っています。

これに負けてしまうと病気になってしまいます。そうならないために、私たちは強力な免疫システムを持っています。

免疫システムにはおもにふたつのタイプがあり以下のようなメカニズムがあります。

自然免疫（先天性免疫）

これは、生まれつき持っている防御システムです。たとえば、皮膚や粘膜は物理的に病原体の侵入を防ぎ、体のなかでは白血球などの細胞が侵入した病原体をすばやく攻撃します。自然免疫は、異物が入ってきたときにすぐに働き、病気の広がりを食い止めます。

獲得免疫（後天性免疫）

これは、病原体と出合ったあとに体が学習し、次に同じ病原体が侵入したときにすぐに対応できるようになるシステムです。

たとえば、一度かかった病気に対して免疫がつくというのは、この獲得免疫のおかげです。ワクチンもこのしくみを利用しており、病気にかかる前に体に免疫をつけることができます。たとえば肺炎や帯状疱疹のワクチンをしておけば病気を発症しにくくなります。

免疫システムの中心的な役割を果たしているのが「白血球」です。白血球は血液のなかを流れ、体のなかに異物が侵入したときにすばやく集まって戦ってくれます。白血球のなかにも色々な種類があり、それぞれが異なる役割を担っています。たとえば、異物を見つけて食べてしまう「マクロファージ」や、異物を直接攻撃する「キラーT細胞」などがあります。

また、免疫には「自己」と「非自己」を区別する能力があります。これは、自分の体の細胞と異物（細菌やウイルスなど）を見分ける力です。通常、免疫システムは自分の細胞を攻撃しないようになっていますが、このしくみが過剰反応すると、自分の体を攻撃してしまう「自己免疫疾患」が発生することもあります。

日常生活では、バランスの良い食事、十分な睡眠、適度な運動が免疫を強く保つために大切です。これにより、体はより強く健康を保ち、病気にかかりにくくなります。免疫は私たちの健康を守るために常に働いている、大切なシステムなのです。

②人間が生きるうえで免疫がいかに重要か

外からの異物に対抗して守ってくれるのが免疫ですが、一方で免疫システムは外からの病気だけでなく、体内で発生する異常な細胞、たとえばがん細胞の成長を抑える働きもしています。

1日に5000個出来ると言われているがん細胞も、免疫が弱り、活性型キラーT細胞（P127参照）の力が弱まればさらに増殖し、やがて進行がんになってしまうのです。

つまり、免疫が強く保たれていることで、健康を維持し、元気で長生きするための基盤が整えられているのです。

したがって、免疫は私たちの「体の守護神」とも言えるほど、生命を守るうえで欠かせない存在なのです。

1 水素ってどんなイメージ？

皆さんは「水素」と聞くとどんなイメージを持たれているでしょうか？

水素水が一時流行し、いまも流通していますが「健康」にいいというイメージでしょうか？

はたまた、トヨタのミライのような燃料電池自動車や日本各地で公共交通手段として活用されている燃料電池バスのエネルギー源としての水素でしょうか？

あるいは、核兵器の水素爆弾から「爆発」をイメージする方もおられるかもしれませんね。

学説によれば１３８億年前にビッグバンといわれる現象で宇宙が出来、そのとき最初に出来た原子が「水素」だといわれています。

中学の理科で習った、原子番号１番の最も小さな原子です。

図版1-1　宇宙を構成する元素

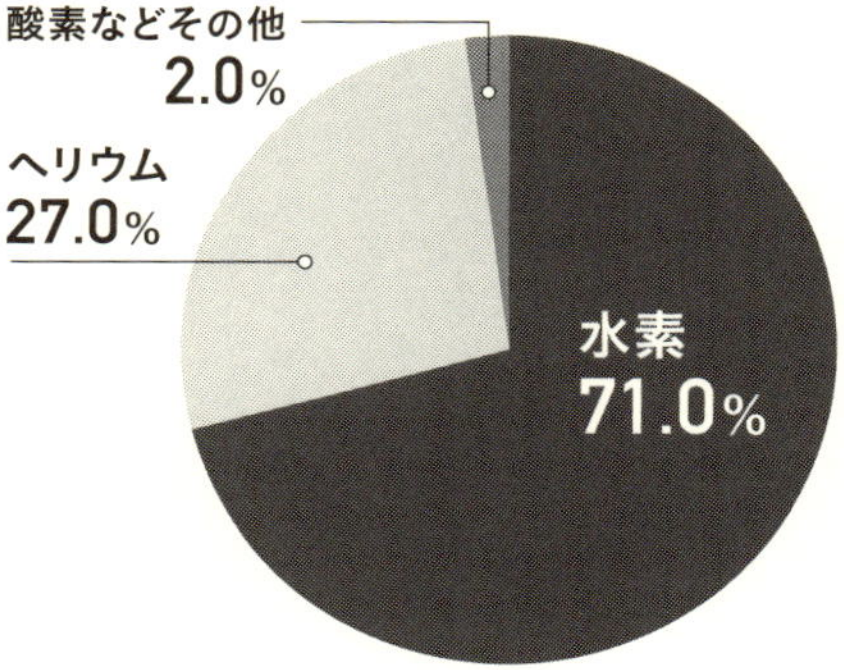

図版1-2　太陽の組成

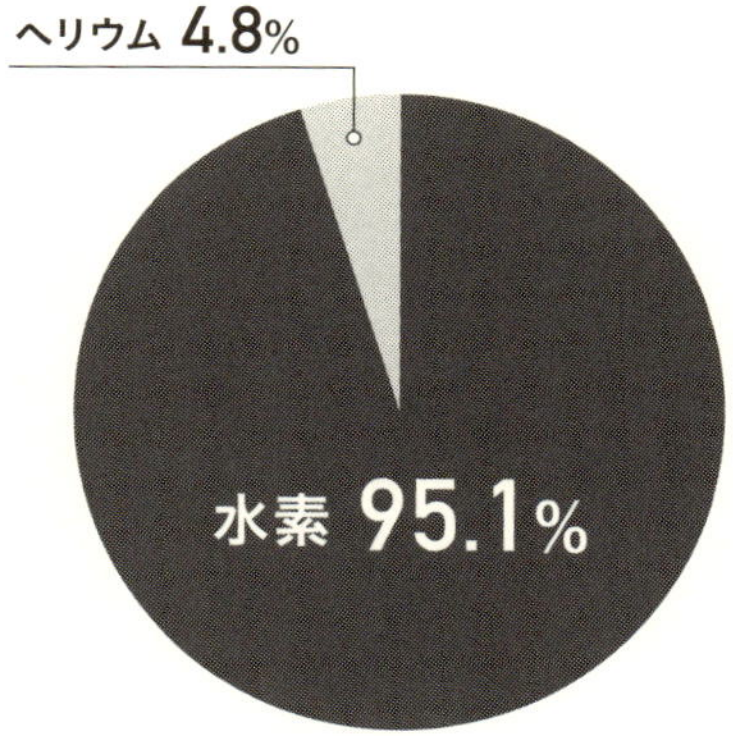

いま、私たちが何気なく吸っている空気中に酸素は21％で窒素は78％、水素はわずか0・00005％しか含まれていません。

ところが宇宙を構成する元素では水素は71％を占め、なんと太陽では95％も水素が占めていると言われています（国立天文台岡山天体物理観測所による）。

図版1-3　さまざまなフィールドでの活用が期待できる水素

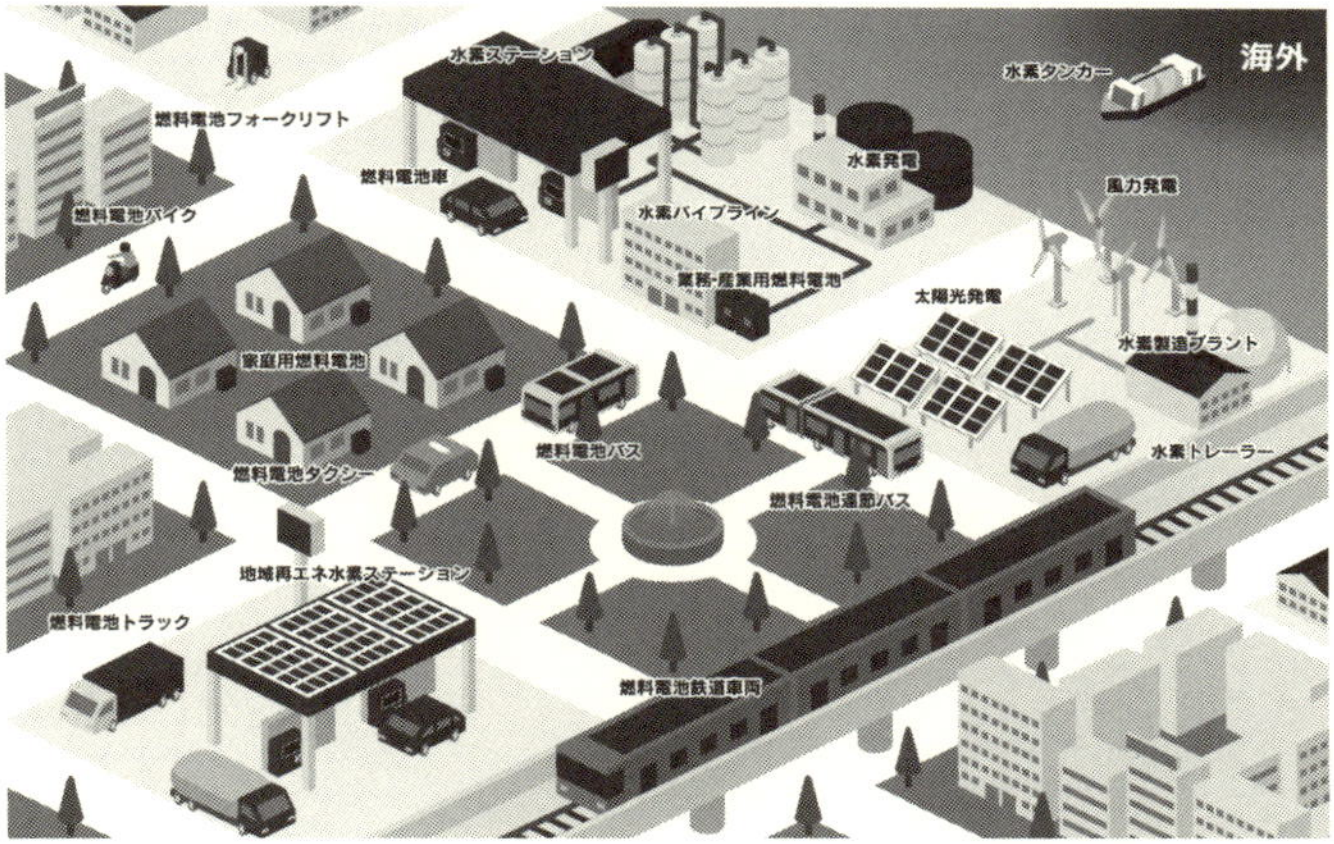

経済産業省資源エネルギー庁HP

太陽ではこの大量の水素が核融合を繰り返し、あの光や熱を延々と約50億年も発生しつづけているというのが、いまのところは有力な説だとされています。

諸説ありますが、水素は宇宙一小さく、宇宙一多く、宇宙で何十億年も燃えているのです。なんとも不思議な感じですね。

さて、その水素ですが、近年の研究や臨床報告から付き合い方さえ間違わなければ、とてもいい奴だとわかってきました。

たとえば少し古い話ですが、非常に敏感で神経質な馬については、驚くべきことに競走馬では90％、乗用馬ではその70％が胃潰瘍を起こしていると言われます。

ところが水を電気分解して得られる水素を豊富に含む水、電解水素水を飲ませると胃潰瘍を予防するという結果が、帯広畜産大学臨床獣医学研究部門佐々木直樹准教授らの研究論文で発表されています。[*1]（＊印は参考文献　171ページ参照、以下同）

また、最近では電解水素水を使って美味しいイチゴを作る、水素水で牛（美水牛）を育てる等、さかんに積極的な取り組みも行われています。

また水素を使った発電や燃料電池、ゼロカーボンを実現する水素住宅、先に述べた「ごみから水素」プロジェクトなど、じつは次々とあらゆる分野で実用化されつつあるという側面もあります。

ただ「水素はなんとなくいいことはわかったが、本当に人間に害はないのか？」「どのように扱っていけばよいのか？」などの懸念もあるかと思います。

そこは、以降の項を読んで、水素に対する正しいイメージを持っていただければと思っています。

2 水素の作り方

水素は、水に電気を通すことで作ることができます。たとえば、塩酸を少し加えた水に鉄や亜鉛など、塩酸で反応しやすい金属を入れて電気を通すと、水素を作ることができます。これは、中学校の理科の実験でよく使われる方法です。ただし、金や銀、銅などは塩酸に溶けにくいため、この方法では反応しません。

一方、大量の水素を生産する工場やエネルギー貯蔵システムで使用される工業用のものは違います。水素を効率的に発生し、フッ素系ポリマーで加工して耐久性を高めた電解槽いわゆる「工業用イオン交換膜」などが使われています。

この工業用イオン交換膜は高温でのフッ素化合物の分解により、有害なフッ素化水素や他のフッ素化合物が生成される可能性があり、吸入や接触により人体に有害な影響を与える恐れがあります。そのため、温度管理や安全対策が重要です。このことは重要なことなので覚えておいてください。

これを知らずに工業用のイオン交換膜を使って、水素吸入器を作っているメーカーもあると聞きます。

図版2-1　複数ある水素の製造方法

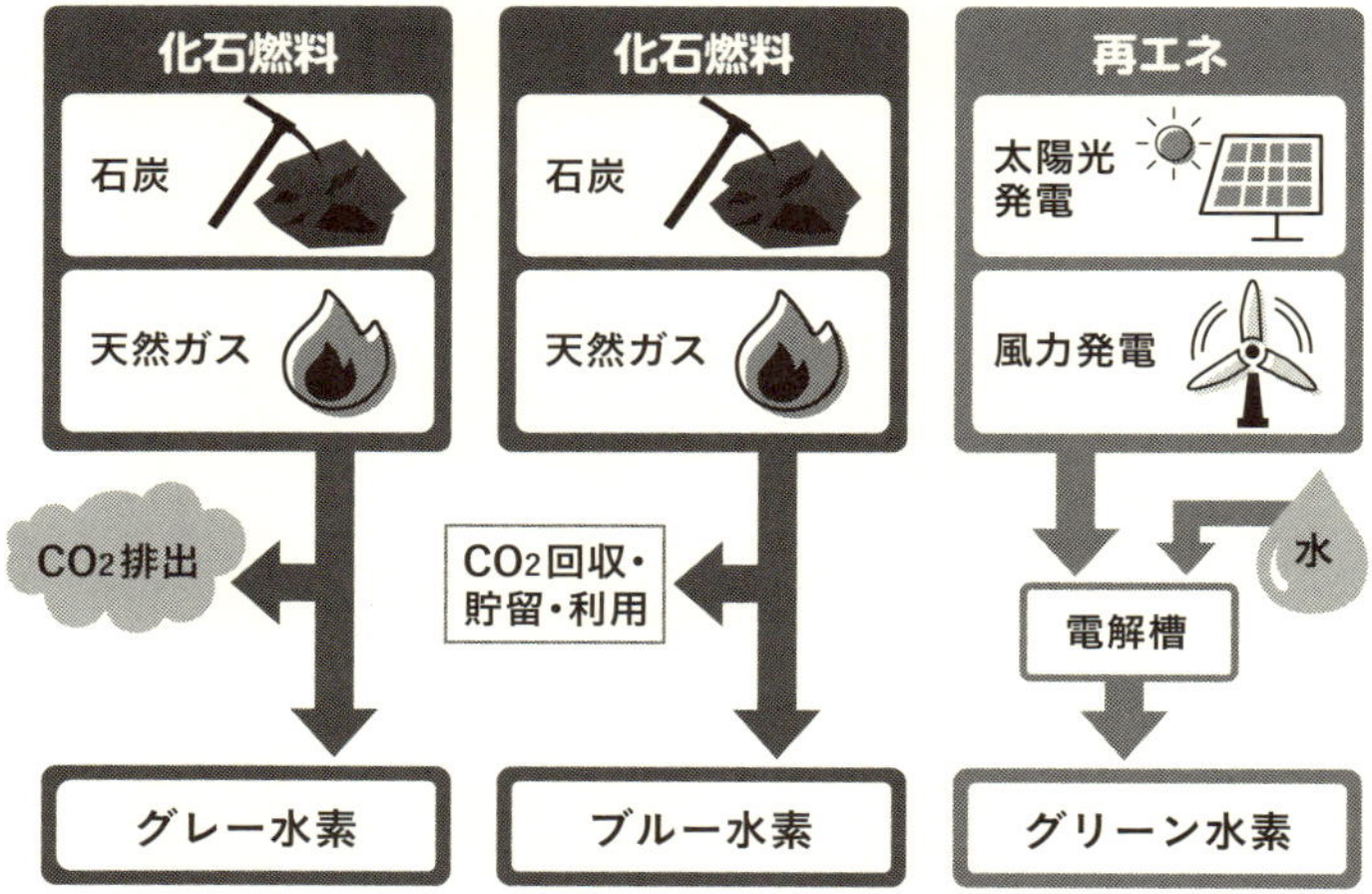

経済産業省資源エネルギー庁HP

このことは第29項でも説明します。

図版2-1のように、製造方法によって水素はグリーン水素・ブルー水素・グレー水素に別れますが、安定して大量の水素が作られるようになれば、まさに図版1-3で示したような「水素社会」が到来します。

グリーン水素は、風力や太陽光、地熱等の再生可能エネルギーを用いて水を電気分解して生成される水素のことを指します。温室効果ガスや有害な副産物が排出されないため、「グリーン（環境に優しい）」と呼ばれています。

ブルー水素とは、天然ガスなどの化石燃料から生成される水素であり、その生成過程で発生するCO_2を回収・貯留する技術を用いて、CO_2の排出を抑制したものを指します。

グレー水素とは化石燃料（おもに天然ガス）から生成される水素で、その生成過程で発生するCO_2が大気中に放出されるタイプの水素を指します。つまり化石燃料から生成されるのですが、CO_2の回収を行わない水素のことです。

もしあらゆる障害を乗り越えて本当に水素社会が到来すれば、世界のエネルギーバランスが一気に変わることでしょう。というのも、水素をエネルギー源にすればおもな排出物は水で、温室効果ガスはほとんど排出しませんから――水素製造の際に使用する化石燃料で少し発生しますが……。現下の主要エネルギー源である原油や天然ガスの使用量は極端に減ります。「資源のない国」だった日本もきっと大きく変わります。

また、カーボンニュートラル（温室効果ガスの排出量と吸収量を均衡させること）が叫ばれる昨今、水素がエネルギー源になればほぼこれを達成できてしまいます。

経済産業省はじめ国、そしてあらゆる企業が水素社会を目指してチャレンジするのも当然のことだと思います。

これはまさに音楽鑑賞のメディアがアナログレコード盤からCDに代わり、その後i－PODなどのデジタルオーディオ機器を経て、あっという間にアップルミュージックなどのデジタル配信（しかもサブスクリプション）に変わったのと同じ、激的な変化が起こる可能性もあるのです。

一方、今回私が皆さんの健康維持や病気療養で活用を推奨する水素発生器については、場所と時間さえあれば、すぐに水素を吸引できます。

また水素サプリ——詳細は第28項で触れます——があれば、それこそいつでもどこでも水素を取り入れることができます。

水素発生器では電源を入れ、水素発生のスイッチをオンするだけです。もちろん精製水を入れたり、乾燥を防ぐ水を入れたりする単純な作業はありますが、高齢者でも誰でも簡単に水素が作れます。

また水素サプリに至っては、飲むだけですので、なんの問題もありません。

ただ、どちらもまだ高額なのが気になります。

図版3-1　水素の特徴

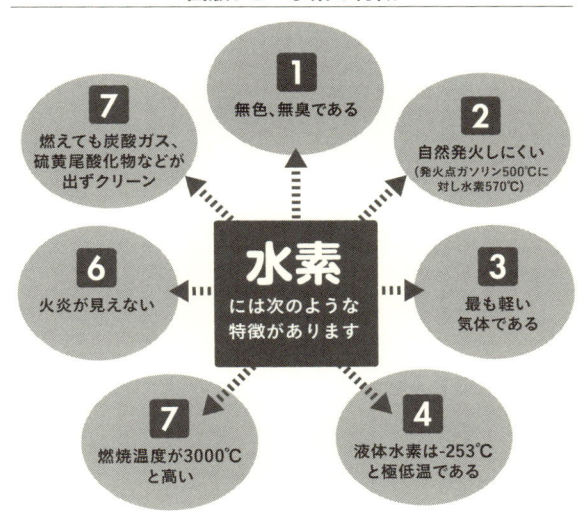

には次のような
特徴があります

液体水素は-253℃
と極低温である
7
燃焼温度が3000℃
と高い
6
火炎が見えない
7
燃えても炭酸ガス、
硫黄尾酸化物などが
出ずクリーン

水素は無色透明で匂いなしです。

一見良さそうですが、密室に水素が4％以上溜まって火気に触れると爆発するという性質もあります。

通常の空気中には水素は0・00005％存在しますから通常の8万倍になると危ないということになります。

しかしこのような環境は滅多にありません。

無色、無臭である
2
自然発火しにくい
(発火点ガソリン500℃に
対し水素570℃)

最も軽い
気体である

余談になりますが、この水素の性質を利用して人類は水素爆弾を作ってしまいましたが、これはとても怖い話ですね。

また、図版3－1のように、水素は無色・無臭であることに加え、自然発火しにくく、炎さえ見えず、最も軽い気体であるという特徴があります。

そもそも「見えない」ので「これが水素です」と目の前でお見せすることはできないため、なかなか実感が伴わないと思うのですが、使えばわかるというのが特徴のひとつでもあります。

山の奥に行って、見えないけれども、きれいな空気を胸いっぱい吸えば「ああ、空気がおいしい」と感じるのと似ていると言えば伝わるでしょうか？

4 水素は私たちの体のなかで何をしてくれるのか？

水素を体のなかに取り入れることで、私たちが得られる恩恵は「悪玉活性酸素（ヒドロキシラジカル）を除去してくれる」ことです。

簡単に言えば、水素はあなたの細胞にへばりついた、錆《さび》、いわば細胞の手かせ・足かせを外してくれるのです。

しかも薬のように無理やり体に介入するのではなく、あなたの細胞の錆を落とすことによって本来の姿に戻してくれます。

「ヒドロキシ」(hydroxy)とは、化学において酸素原子と水素原子から成る「・OH」基（ヒドロキシ基）を指します。これは安定した化学基で、有機化学（炭素を主成分とする化合物の構造、性質、反応を研究する化学の分野）でよく見られる構造です。

ラジカルとはフリーラジカルとも言われ、簡単に言うと、電子がひとつ足りない状態の不安定な分子のことです。この不安定さのせいで、ラジカルはほかの分子とすぐにくっつこうとする性質があります——通常、電子はふたつ、即ちペアの状態で安定します。

つまりヒドロキシ基がヒドロキシラジカルになると、反応性が非常に高いフリーラジカルの状態となり酸化ストレスや細胞損傷を引き起こす可能性があります。

そのため、ヒドロキシラジカルは体内で細胞にダメージを与えることがあり、これが老化や病気の原因になることもあります。

そのヒドロキシラジカルを水素が除去してくれるのですがその仕組みは簡単です。

図版4-1　活性酸素の種類

善玉活性酸素

スーパーオキシド

免疫細胞が細胞やウイルスを攻撃する際につくられ、病原体を殺す役割を持つ

善玉活性酸素

過酸化水素

体内に入ってきた細菌やウイルスから体を守るが、悪玉活性酸素に変化することがある

亜善玉活性酸素

一重項酸素

強い酸化力を持ち、病原体を直接攻撃して破壊するが、同時に周囲の細胞にもダメージを与える

悪玉活性酸素

ヒドロキシルラジカル

活性酸素のなかで最も酸化力が強く、細胞膜や遺伝子を傷つけ、老化や病気の原因になる

ちょっとだけ専門的な用語ですが、ここに「水素分子（H_2）」「ヒドロキシラジカル（・OH）」「水（H_2O）」という分子があるとします。

水素（H_2）はいわばちょろちょろと動き回っているヒドロキシラジカル（・OH）を捕まえるのが得意な存在です。

その水素（H_2）がヒドロキシラジカル（・OH）と結合すると水（H_2O）になるという化学反応式は次のようになります。

$$H_2+2\cdot OH\rightarrow 2H_2O$$

つまり1個の水素分子（H‐H）が2個のヒドロキシラジカル（2・OH）と結合するのですが、その結果2個の水分子（$2H_2O$）が出来るというものです。

水素がヒドロキシラジカルと結合しても、無害な水しか出来ないということになります。したがって、いまのところ副作用の報告はほぼありません。

水素はこのように細胞の酸化を抑制し、元気にしてくれます。

じつは「活性酸素」といっても、4つの種類があります。うちふたつが善玉でひとつがどちらかと言うと亜善玉、残りひとつが悪玉で強い酸化作用がある「ヒドロキシラジカル」と称される悪玉活性酸素となります。

このヒドロキシラジカルは、我々が生きて代謝している限り、ずっと出つづけます。いわば、エンジンが動けば排気ガスが必ず出るのと同じです。水素はその排気ガスを選択的に除去してくれるのです。

5 私たちは日々老化している!?

私たち人間もほかの動物と同じ生物ですから、当然日々酸化しています。

そもそもなぜ生物は酸化するかと言えば、エネルギーを作るためです。

食べ物からエネルギーを取り出すために、酸素を使って化学反応を行います。この反応で、食べ物のなかの分子が酸素と結びつき「酸化」され、その結果としてエネルギーが作られます。このエネルギーで、私たちは体を動かしたり、考えたり、さまざまな活動ができるのです。

よく「生老病死」と言いますが、まさにその通りです。

若いうちはそんなことは、頭ではわかっていても、なかなか実感は湧かないものですが、還暦も過ぎると日々衰えを感じます。

ただ「老化」と「加齢」は違います。

「老化」は病気という概念のカテゴリーに入ります。

たとえばウエルナー症候群という早老症があります。この病気は若くして老化してしまい、かつては40代で亡くなる方が多かった遺伝病のひとつです。日本人に多く、5～20万人にひとりが発症する難病です。

ウエルナー症候群は特別としても、過度のストレス、喫煙や過度の飲酒、過度の紫外線曝露《ばくろ》などで色々な組織がダメージを受け〝病的に老化して〟しまうこともあります。

これを我々医師は「老化」と定義しています。

つまり単に年齢を重ねる「加齢」と「老化」は違うのです。

私は「日本抗加齢医学会」にも所属していますが、ここでいう「抗加齢」とは『病的な老化』をさせない」という意味です。

平たく言うと「アンチエイジング」ですね。

ご存知のように、同じ50歳でも非常に若々しい人とそうでない方がおられますが、この違いはなんだと思われるでしょうか?

美容にお金をかけている、アンチエイジングに力を入れている等々理由はあると思いますが、簡単に言えば「酸化のスピード」が関係しているとされています。ここで酸化を異常なスピードで促進してしまうヒドロキシラジカルがカギとなります。つまり、酸化ストレス(活性酸素が増えて体がダメージを受ける状態)は老化を促進してしまうのです。

「Annals of the New York Academy of Sciences」[※1]にはヒドロキシラジカルを含むフリーラジカルが、DNAやその他の細胞成分に損傷を与え、老化を促進するという理論が詳述されています。

もちろん老化には「酸化」だけではなく「糖化」(糖が体内のタンパク質などと結びついて体を老化させる反応)や「炎症」(体が細菌や怪我などの「外からのダメージ」に対して反応し、体を守ろうとする働き。一方で、長引くと健康な細胞や組織を傷つけ、病気の原因になってしまいます)も関わるのですが、水素は「酸化」に対峙し、種々の酸化ストレス性の病気が防止されるという多くの報告もあるのです。

「Nature Medicine」[※2]にも脳虚血が引き起こす炎症状態に対しても、水素がヒドロキシラジカルや炎症性たんぱく質の生成を抑制し、抗酸化作用を発揮することが示されています。

つまり日々加齢または老化している私たちにとって、水素は力強い味方であると言えるのです。

※1 アメリカの「ニューヨーク科学アカデミー」(New York Academy of Sciences)が発行している学術雑誌
※2 イギリスの「Nature Publishing Group」によって発行されている国際的な学術雑誌。医学分野に特化し、非常に権威がある

6 悪玉活性酸素とは？

人が生きている限り、絶えず代謝が行われているため、必ず活性酸素を発生しています。

ごはんを食べれば必ず便が出るのと同じようなものです。

第4項で触れたように活性酸素は4種類あり、そのうちのひとつが強力に酸化を

図版6-1　悪玉活性酸素を生み出す色々な要因

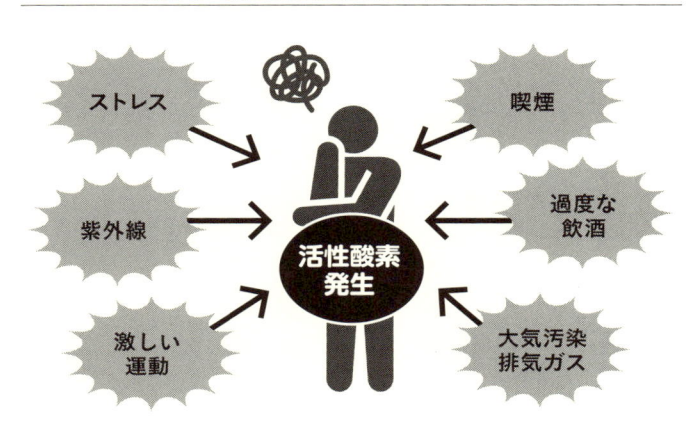

進めてしまう「悪玉活性酸素」です。ほかの3つは善玉もしくは亜善玉となります。

悪玉活性酸素が多いと、老化・がん・糖尿病・動脈硬化・関節リウマチ・脳梗塞・シミやしわなどが起こりやすいと言われています。

つまり悪玉活性酸素は、人間のあらゆる細胞を通常より早く「酸化」させてしまうため「見た目」にも大きく影響するというわけです。

この結果、悪玉活性酸素が多い人は「老化」しやすく、少ない人は「若々しい」ということになります。

悪玉活性酸素はストレス・紫外線・激

しい運動・喫煙・過度な飲酒・大気汚染・排気ガスなどで増えますので、これらの因子に多く晒《さら》されている人は早く老化してしまいます。

よくアンチエイジングと言われますが、これはまさに「酸化」との戦いであるのです。

7 悪玉活性酸素が増えるとどうなるの?

私たちの病気の原因の多くは悪玉活性酸素が関わっていると言われています。

悪玉活性酸素が増えると、体内のＤＮＡやタンパク質、細胞膜を攻撃して損傷させるため、細胞の機能が壊れ、老化や病気の原因になるからです。

通常、酸素は体内で代謝に利用され、エネルギーを生成しますが、その過程で一部の酸素が不完全に代謝され、悪玉活性酸素も生成されます。悪性活性酸素が生成されても、適切な量であれば、体内の抗酸化物質や酵素によって中和され、問題はありません。ただ過剰になると、細胞や組織に損傷を引き起こすことがあります。

悪玉活性酸素は、第6項で述べた外部要因や、酸素の過剰や不足、病気、ストレス、栄養不良などで代謝が正常に行われず、活性酸素が過剰に生成されるなどの体内の異常な代謝によって増加することがあります。

したがって体内での悪玉活性酸素の増加を抑制し、酸化ストレスを軽減することが健康への第一歩になります。そのためには、日常的にバランスのとれた食事、適切な運動、ストレス管理、喫煙や過度なアルコールの摂取の制限などを心がける必要があります。加えて効果的なのが水素を体に取り入れることです——詳細は次項で述べます。

さてここでアルコールについて説明したいと思いますが、お酒好きの人にとっては少々耳が痛い話になります。

酒は「百薬の長」と言われて、血液循環の促進やリラックス効果、赤ワインのポリフェノールは抗酸化作用があるなど、いいところもたくさんあるとされています。しかし、近年は少量のアルコール摂取でも良くないという説が出てきています。

これはアメリカ政府の公式サイト「NATIONAL CANCER INSTITUTE」にも詳しく載っていますが以下に簡単に説明します。

発がんリスクの増加

少量のアルコール摂取でも、がんのリスクが増加することがエビデンスで示されています。とくに口腔がん、咽頭がん、喉頭がん、食道がん、肝臓がん、乳がん、大腸がんなどとの関連が強調されています。

アルコールは体内でアセトアルデヒドに変換されますが、このアセトアルデヒドから間接的に発生するヒドロキシラジカルなどによってＤＮＡに損傷を与え、がんのリスクを高めることがわかっています。少量のアルコールでもアセトアルデヒドが生成されるため、リスクはゼロにはなりません。

「British Journal of Cancer」[※1]には、アルコール摂取がさまざまな部位のがんリスクに与える影響を包括的に分析した研究報告が掲載されています。

心血管疾患リスクの見直し

「JAMA Network Open」[※2]には、日常的なアルコール摂取と心血管疾患リスクの関連についての研究報告が掲載されており、かつては、少量のアルコールが心血管疾患のリスクを低減すると考えられていましたが、近年の研究では、この「保護効果」に対して疑問が投げかけられています。いくつかの研究では、少量のアルコール摂取による健康上のメリットが過大評価されている可能性があり、実際には心血管リスクの増加につながる場合のあることが示されています。

とくに2022年に発表された大規模なメタアナリシス（複数の研究結果を統合した分析）では、アルコール摂取量が少なくても、心血管疾患リスクが増加することが示唆されています。

認知症や脳の健康への影響

「The BMJ」[※3]というイギリスの医療雑誌にも中程度のアルコール摂取が脳の灰白質（神経細胞の主要部）減少と認知機能低下に関連していることを示した研究が掲載されています。アルコールは脳細胞に影響を与えることが知られています。しかも少量でも認知機能に悪影響を与える可能性が指摘されています。2022年の研究では、1週間に飲むアルコール量が少量であっても、脳の灰白質が減少することが確認されました。

したがってアルコールは認知症やそのほかの神経変性疾患のリスクを高める可能

性があるとされています。

アルコールに安全な摂取量はない!?　アルコールと水素

世界保健機関（ＷＨＯ）は、英国の権威ある学術雑誌「The Lancet Public Health」に「健康に影響を与えない安全なアルコール摂取量はありません」と２０２３年１月４日に声明を発表しました。

つまり過度のアルコール摂取は健康に良くないことはもちろんですが、少量や中等量であるから安全であるということはないのだと世界に向けて発表したのです。

しかし、我が国の厚生労働省では「我が国の男性を対象とした研究では、平均して二日に日本酒に換算して１合（純アルコールで約20ｇ）程度飲酒する者が、死亡率が最も低いとする結果が報告されている」と発表しています。※4

このように、アルコール摂取は、これでもかというくらい、体に悪いと世界中の研究機関が発表している一方で、厚労省は摂取量によってはそうでもないと声明しているのです。

簡単にまとめます。

アルコールを飲むと、アルコールを分解する過程で、毒性のあるアセトアルデヒドが産生されます。このアセトアルデヒドが酸化ストレスを増大させ、悪玉活性酸素を過剰に生成させ、細胞やＤＮＡに損傷を与えます。このため長期にわたりアルコールを適量以上に摂取しつづけると、がんや認知症になる可能性があるというわけです。

しかし逆にアルコールによる酸化ストレスを強力に軽減してくれる水素を摂取していれば、これらの心配はかなり減るのではないかという仮説も成り立ちます。

たとえば水割りの水を水素水にするとか、お酒を飲むときは水素サプリを服用したり、水素吸入をすれば、かなり体は酸化ストレスから守られるのではないでしょうか？

今後、アルコール摂取による有害事象を水素が軽減するという、良いエビデンスが出ることを期待したいところですが、実際の当院の患者さんたちの体感的感想を聞くと、「あまり悪酔いしなくなった」「二日酔いにならなくなった」「二日酔いになっても水素を吸えば頭痛や吐き気・倦怠感が早めに軽減した」などという返事が返ってきています。

またアメリカ、ミネソタ州のマシュー・アントヌッチ博士は水素と二日酔いのパイロット研究（本格的な大規模研究を実施する前に行われる小規模な予備的調査）を2023年に行っています。

20人の健康なボランティアを対象に飲酒と二日酔いの症状を緩和する水素の役割を調査したのです。

ひとつのグループは、アルコールを摂取したあとにプラセボ（偽薬）の空気を吸い込み、普通の水を飲みます。もう一方のグループは、水素と酸素の混合ガスを吸入し、水素水を飲みます。そしてその後の両グループの二日酔いの症状や認知機能、呼気中のアルコール濃度などを調べています。

この結果、水素吸入と水素水を使ったグループでは呼気中のアルコール濃度や二日酔い症状は有意に低下しており、認知機能も改善していたとあります。[*8]

まだまだ今後の研究を待たなければいけませんが、以上のことから、日常的にアルコールを摂取する人や、アルコールを摂取しすぎた結果、二日酔いなどの症状がある場合には、水素は有効であると言えるのではないでしょうか。

※1　イギリスの学術雑誌。がんに関する研究や臨床試験の成果を発表する場として広く知られている
※2　アメリカ医師会（American Medical Association,AMA）が発行している学術雑誌
※3　イギリスの学術雑誌（British Medical Journal）。医療分野において非常に権威がある

8 水素療法の種類、そしてそれぞれの利点と欠点

水素療法には水素吸入療法・水素サプリ・水素点滴・水素水・水素風呂とたくさんあります。

それぞれに利点・欠点があります。

水素吸入についてはのちほど詳述しますが、まずそれぞれの利点を言いますと、水素サプリは、いつでもどこでも服用ができ、なんの手間もいりません。しかも製品にもよりますが1gのカプセルで水素水40ℓ分の水素を発生しますので、随分と効率が良いのです。

水素点滴は直接的に水素を体内に注入するため、短期間で高い効果があり、慢性炎症や肝臓障害などに対しても強い効果が期待されます。

水素水はほかの水素療法に比べて手軽で安全な点が最大の利点です。コスト面で

図版8-1　水素療法の利点と欠点

方法	利点	欠点
水素サプリ	●いつでもどこでも手軽に服用可能 ●1gで水素水40ℓ分の水素を発生 ●効率が良い	●効果や吸収率は製品の品質に依存 ●効果発現まで時間がかかる ●価格が高い場合が多い
水素点滴	●短期間で高い効果が期待できる ●慢性炎症や肝臓障害に有効 ●直接体内に水素が入る	●高価 ●医療機関に行く必要がある ●針を刺す侵襲的な点 ●時間がかかる
水素水	●手軽で安全 ●日常的な健康維持に適している ●コスト面で優れている	●製品によるが、水素濃度が低下しやすい ●効果が弱い場合がある
水素風呂	●全身の皮膚から水素を取り込み皮膚トラブルを軽減 ●リラクゼーション効果 ●美容や疲労回復に有効	●水素がすぐに抜ける ●持続時間が短い ●科学的根拠が不十分 ●コストがかかる
水素吸入	●肺胞から直接血流に乗り脳まで届く ●吸収が早い ●認知機能改善の効果が期待される ●脳梗塞・心筋梗塞・がんなどにも有効性が示唆されている	●専用機器が必要 ●機器のコストや使用の手間がかかる ●大型のものは移動が困難 ●長時間使用が必要な場合もあり不便

も優れており、日常的な健康維持に適しています。

水素風呂は全身の皮膚を通して水素を取り込み、抗酸化効果やリラクゼーション効果を得られるという利点があります。水素吸入や水素水と比べて、全身のリフレッシュや美容効果、疲労回復に特化した点が強みです。とくに家庭で手軽に利用できることが、ほかの水素療法に比べると大きな利点です。

次にそれぞれの欠点はどうでしょうか?

水素サプリは、体内での吸収や効果が十分に得られるかどうかは、サプリの製造方法や品質に依存すると言われています。しかし、まだまだ製品によってばらつきがあり、また効果発現までに時間がかかるとされています。さらに価格が比較的高く設定されていることが多い点もあります。

水素点滴は高価です。また、医療機関に行き、針を刺すなどの侵襲的な点もあります。さらに点滴に時間がかかってしまう点などがあります。

水素風呂は、科学的根拠の不足やコスト、すぐに水素が抜けてしまうなど持続時間の短さといった欠点があります。

さて水素吸入についてですが、直接肺に入り、肺胞から血流に乗って脳にまで届くのが最大の利点です。このことは体感された方にはわかると思うのですが、まさに頭がスッキリとした感じになります。

詳細は後述します（第23項）が、認知症の方に行っている脳血流シンチグラフィー（P20参照）では明らかに脳の血流が改善しています。

研究は進行中であり、さらなる検証が必要ですが、脳の血流が改善すると、以下のような作用があります。

酸素と栄養の供給増加：脳に十分な酸素と栄養が届けられることで、脳細胞が活性化し、正常な機能を維持しやすくなります。

認知機能の向上：記憶力や集中力、判断力などの認知機能が向上し、思考がスムーズになります。

疲労や頭痛の軽減：脳への血流が良くなることで、頭痛や脳の疲労感が軽減することがあります。

脳の老化予防：十分な血流は、脳の老化を遅らせ、神経変性疾患（認知症など）のリスクを低減する可能性があります。

回復力の向上：脳血流が改善すると、脳損傷や脳梗塞後の回復が促進されやすくなります。

また水素水などと比べると水素の含有量が大きく違うのも特徴のひとつです。つまりほかの方法に比べて、水素吸入は体内に取り入れられる水素の量が格段に多くなります。

写真8-1　水素吸引（ChatGTP4o）

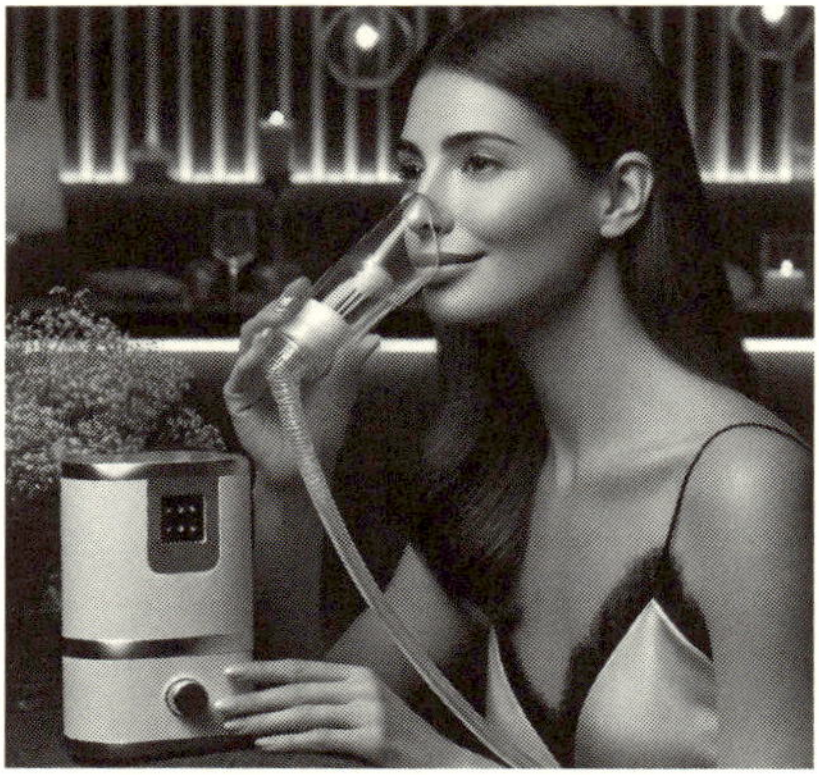

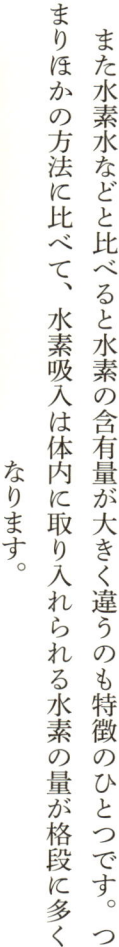

少し具体例を紹介しますと、ある研究[*9]では喘息《ぜんそく》モデルマウスにおいて水素ガスの吸入が酸化ストレスを低減し、気道の炎症を抑えることで喘息症状を緩和する可能性が報告されています。

また別の研究[*10]では、多施設ランダム化臨床試験において、新型コロナのオミクロン変異株感染患者に対して水素／酸素混合ガス療法を行ったところ、回復を促進したと報告しています。

さらに慢性閉塞性肺疾患（ＣＯＰＤ、これまで慢性気管支炎や肺気腫と呼ばれてきた病気をまとめてひとつの呼び名としたもの）について、水素吸入がＣＯＰＤ患者の呼吸機能や症状の改善に寄与するという報告[*11]もあります。

つまり、これらの呼吸器疾患に水素吸入は非常に有益とされ、虚血再灌流障害（脳梗塞や心筋梗塞などで一時的に血流が遮断された組織や臓器に治療などで再び血流が戻る際に、かえってその組織や臓器が損傷を受ける現象〔第18項参照〕）、肝疾患、または代謝性疾患に起因する嚥下《えんげ》（モノを飲み込み、胃に送ること）障害にも役立つ可能性があると言われています。

たとえば、慶應義塾大学病院、東北大学、九州大学、藤田医科大学病院などでは、脳卒中や脳梗塞に対する水素吸入療法の効果を積極的に研究しており、今後さらに大規模な臨床試験が進む可能性があります。

慶應義塾大学病院では、先にも述べましたが、心停止後の患者を対象に水素吸入療法の臨床試験が行われました。この試験はＣＯＶＩＤ－19の影響で中断されましたが、90日後の生存率が61％から85％に、神経障害のない生存率が21％から46％に改善したことが報告されました。この結果は、脳虚血後の回復においても有望な治療法であることが示唆されています。詳細は２０２３年に「eClinicalMedicine」※1で発表されています。

※1　英国のThe Lancetグループが発行するオープンアクセスの学術雑誌。臨床研究、治療法の評価、公衆衛生の影響評価など、最新の医学的知見を無料で閲覧できる

9 水素吸入の利点と弱点

水素ガスを吸入するには、それなりの機械が必要です。卓上に置ける小型タイプの物から空気清浄機くらいの大きさの重量級の物まで多数の種類の機種が販売されています。

インターネットの通販サイトを見ると、もうどれを購入したらよいのかわからないくらいの状態になっていますが、重量級の機械は本当に重たくて、運ぶのが大変で場所を選びます。当然水素を吸入している間は吸入用のカニュレ（吸入時に使用する管）の長さの範囲でしか動けません。また一般的には数十万円から１００万円

単位と価格がかなり高いのが欠点です。

あとは長時間カニュレを使って水素ガスを吸入すると顔面にカニュレの跡が少しの間残りますが、これは仕方ないですね。

重量級の水素発生器にはもちろんいいところもたくさんあります。

たとえば余裕のある水素発生量や高い水素濃度の維持、信頼性と耐久性が高く、安定して長時間使えることなどです。また場合によっては複数人で使用できるというメリットもあります。

一方、小型軽量タイプは水素発生量が少ないという弱点はありますが、たとえわずかでも水素を吸うと体調は改善しますので、そういう意味でも健康維持には問題ないと言われています。ただ、疾病の治療となると水素量の多い重量級を使用せねばなりません。

実際に重量級と小型軽量タイプを使ってみると、実感としてはほどほどの水素ガス流量（１０００cc／分前後）、即ち重量タイプのほうが、使用後のスッキリ感はあります。

使用目的にもよりますが、水素ガスをキチンと安全に発生する機械であれば、ど

写真9-1　当院の水素吸入スペース

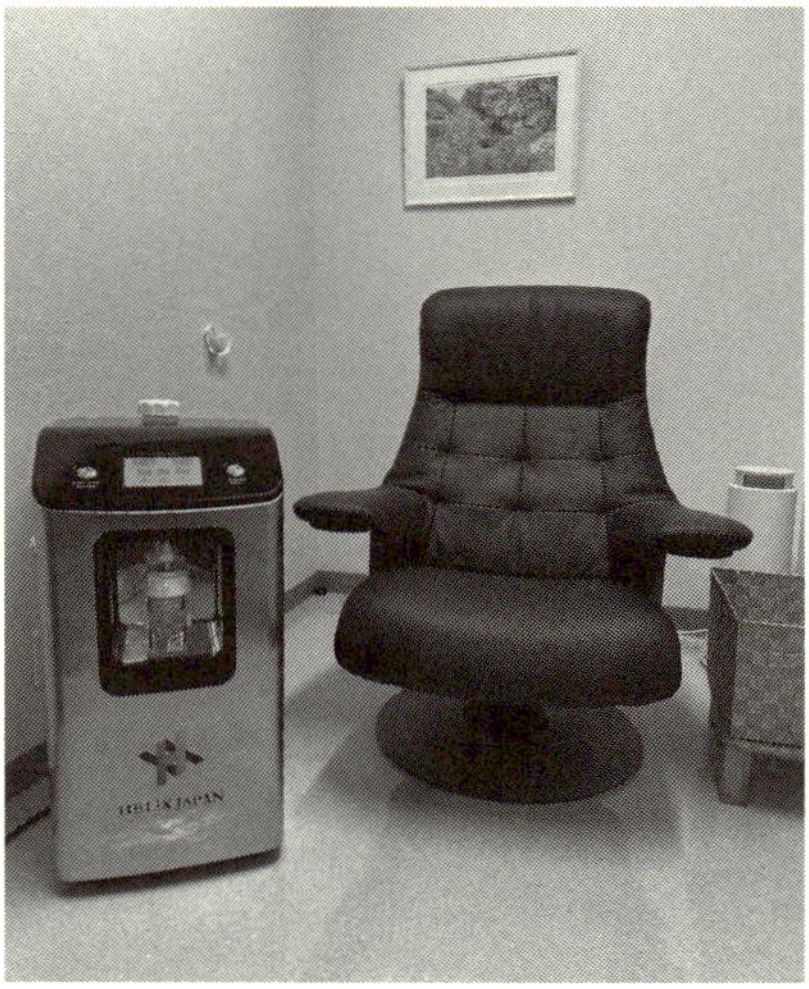

このメーカーの物でも良いと思います。

また、密閉性の高い古いマンションの1室で普通にカニュレを使って水素吸入を行うと、ガス警報器が鳴ることがあります。こういった部屋では換気扇を回しながら使うのが無難です。

さらに健康に問題のない微細なレベルであることは証明されていますが、電極の金属成分が原因で水が黒くなっている場合、その水には微量の金属イオンや金属粒子が含まれることがあります。これらの金属は、長期的かつ大量に摂取すると健康に影響を及ぼす可能性があります。

たとえば、ステンレス電極から溶け出したニッケルやクロムが含まれている場合、これらの金属は過剰摂取するとアレルギー反応や毒性を引き起こす可能性があります（ただし、微量であれば人体への影響は小さいとされています）。

もちろん当院で使用している水素発生器は人体に悪影響がないことが確認されています――メーカーが、第三者機関にて調査をしたガスの成分表が重要であると思います。

もうひとつ言えば、長時間吸入を続けるとカニュレ内にどうしても水滴が溜まります。これを手押しポンプで毎回除去するのですが、カニュレが長い場合は手がだるくなるなど、ひと苦労します。

そんなのは困るという方には、電動モーター式のエアダスターという空気を高速で噴き出す装置が比較的安価で市販されていて、結構な騒音があるのですが、きっちり楽に水滴が除去できます。

10 水素の抗酸化作用

第6項でも述べましたが、エンジンが動けば排気ガスが出るように、あなたの細胞も生きているかぎり、この排気ガスに当たる「活性酸素」を出します。

とりわけ「悪玉活性酸素」は、体の酸化を早めてしまいます。既述のように体の酸化は数々の疾病の原因となりますし、いわゆる老化も促進します。

水素はこの悪玉活性酸素を除去してくれます。水素こそ細胞にとっては非常に都合の良い「抗酸化物質」であるということになります。

水素の分子は非常に小さいため、体内の細胞膜を容易に通過し、細胞内の活性酸素に迅速にアクセスしやすいと考えられています。

図版10-1　水素が悪玉活性酸素を除去しているイメージ(ChatGPT4o)

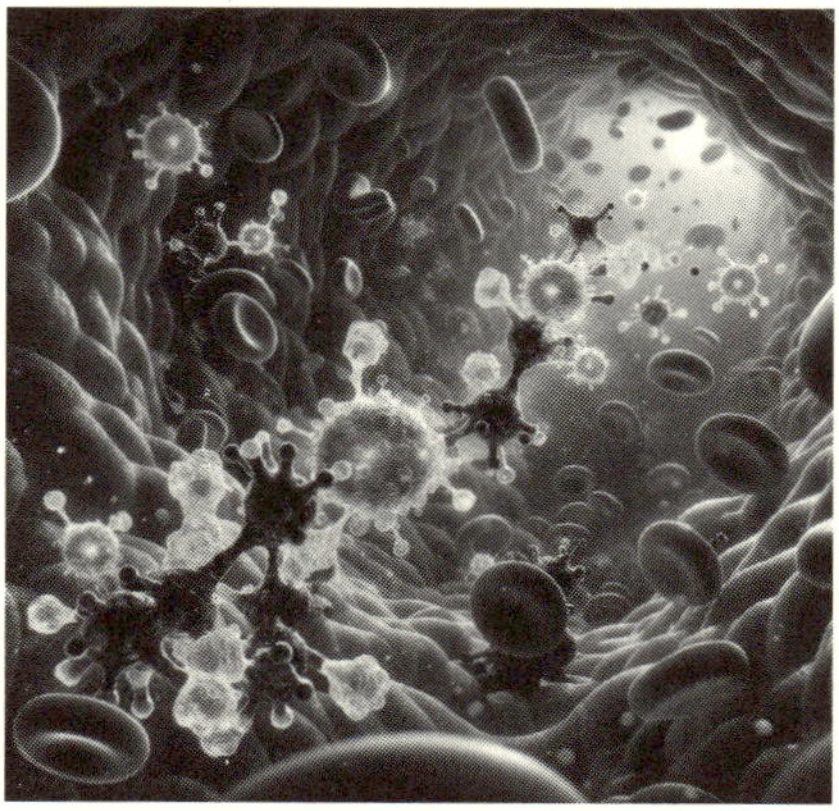

水素が悪玉活性酸素に対して選択的に反応するという概念は2007年、最初に大谷義夫らのグループによって提唱され「Nature Medicine」[※1]に掲載されました。同論文において、水素はわざわざ悪玉活性酸素を選んで反応し、無害な水に変換することが示されています。

つまり、水素は体から「錆」を落としてくれるのです。

※1　イギリスの学術出版社Springer Natureによって発行されている国際的な医学ジャーナル。世界中の臨床研究者や医療専門家に向けた最新の医学研究やバイオメディカル分野の発見を扱っている

11 水素の抗炎症作用

炎症とは免疫反応の一部ですが、体が外敵から自分を守ろうとする優れた仕組みです。

炎症には、主として発赤《ほっせき》・腫脹《しゅちょう》・疼痛《とうつう》・熱感《ねつかん》という4つの特徴があり（四徴）、機能障害を加えると五徴となります。

たとえば、腕を虫に刺された場合、赤くなり、そこが腫れて、熱を持ち、痛く（あるいはかゆく）なります。人は最小の痛みを「かゆい」と感じますので、かゆみは痛みなのです。

腫れて赤くなるというのは、虫の体液が入ってきたためだけではありません。刺された箇所の血流が良くなり、白血球などの免疫担当細胞がたくさん入り、侵入し

てきたバイ菌をやっつけてくれる環境になっているということの現れです。
また熱を持つというのは、熱で外敵をやっつける環境が出来ていると見なせます。
痛みや機能障害は傷ついた場所を安静にしておくという防御反応とも言えます。
そして、これらの炎症反応の過程で悪玉活性酸素を発生してしまうのですが、これを水素が除去してくれるというわけです。

すでに論文も多数出ていますが、住血吸虫という寄生虫によって発症した慢性肝炎が2週間の高圧水素吸入によって改善したと、Gharibらが「Biochemical Pharmacology」という学術雑誌[※1]で報告しています。

また水素吸入は心血管系に影響を及ぼすことも知られています。日本医科大学名誉教授の太田成男の研究[*15]によれば、水素は非常に強力な抗酸化作用を持ち、とくに活性酸素のうち最も有害な悪玉活性酸素を選択的に消去することで、血管系や組織の損傷を防ぐ役割を果たすことが明らかにされています。

水素は悪玉活性酸素のみを標的にするため、生理的に必要な善玉活性酸素を残し、体の正常な機能を保ちながら酸化ストレスを軽減します。この特性により、水素は心血管系の保護を含むさまざまな病気の予防に有効であることが確認されています。

さらに慶應義塾大学の佐野元昭教授らの研究[*16]では、心筋梗塞（とくにST上昇型）を起こした患者に対して、緊急の血管治療（経皮的冠動脈インターベンション）後に水素ガスを吸入させ、その効果を検証しています。

心筋梗塞後には、左心室（心臓の左側）が異常に変形し、心臓の働きが悪化する「有害なリモデリング」が起こることがあります。この研究では、水素ガスの吸入によってそのリモデリングが抑えられるかどうかを調べています。

結果として、水素吸入が心臓の機能改善に寄与する可能性が示されています。具体的には、左心室の変形を減少させ、心臓のパフォーマンスを維持する効果が確認されました。

さらに慢性心不全のモデルでは、水素吸入は心筋細胞のアポトーシス（細胞の自然死）と酸化的損傷を著しく減少させるという報告[*17]があります。

この研究は、慢性心不全が酸化ストレスとアポトーシスによって進行することに注目しています。

ラットに慢性心不全を引き起こし、その後、一部のラットに水素ガスを吸入させた結果、水素ガスを吸入したラットでは、心臓の機能が改善し、酸化ストレスとアポトーシスが減少したことが確認されました。

とくに、「p53」というたんぱく質（細胞死の調節に関わる）が水素ガスで抑制され、心臓へのダメージが軽減されました。

つまり、水素ガスは心不全の進行を遅らせる可能性があるという結論になっています。

※1　フランス科学アカデミー（Académie des Sciences）によって発行されており、科学や技術に関するさまざまな分野の研究成果を発表する場として利用されている

12 水素のアレルギー抑制作用

水素吸入によって、猫アレルギーが改善したり、アトピー性皮膚炎が改善したりする症例はたくさんあります。

これは抗アレルギー剤やステロイド剤等の薬効とは違い、水素のもつ過剰なアレルギー反応を抑える作用故《ゆえ》だと言われています。

譬《たと》えて言うなら、恐怖に怯《おび》えて過剰に吠えまくっているワンちゃんを無理やり静

かにさせるのではなく、ゆっくりと時間をかけて信頼関係を築き、よしよしとおとなしくさせるイメージです。

難しい言葉で言えば「免疫―炎症反応の本流を遮断・抑制するのではなく、それを増幅するメカニズム（フィードフォワードループといいます）の抑制によって症状を軽減する」となります。

つまりは「免疫―炎症反応をシャットダウンするのではなく、過剰な部分（増幅作用）を抑制する」というわけです。[*18]

Dongmei Songらによる研究[*19]では、水素ガスがアレルギー反応を軽くする可能性のあることを調べています。アレルギーを持つマウスに水素ガスを吸わせたところ、体のなかで起こる炎症が減ったという結果が出ました。これを受けて、水素は体のエネルギーの作り方を整えて、アレルギーによる悪い反応を抑えることができたとしています。

簡単に言うと、水素ガスを吸うことで、アレルギーの症状が軽くなる可能性があるという研究です。

13 水素の免疫力アップ作用

京都産業大学の吉田賢右《まさすけ》教授らによる研究では、人間のミトコンドリア量は体重の約10％になると推定されています。また、ミトコンドリアのエネルギー代謝と健康に関する論文も多数ありますが、ミトコンドリアは、私たちの細胞内でエネルギーを生産する重要な役割を果たしています。具体的には、ミトコンドリアは食物から得られる栄養素を利用して、アデノシン三リン酸（ＡＴＰ）というエネルギー分子を生成します。ＡＴＰは、細胞のさまざまな活動、たとえば筋肉の収縮や神経伝達、細胞分裂などに必要なエネルギーを供給します。

このため、ミトコンドリアは細胞の「エンジン」とも「発電所」とも呼ばれます。水素はその大切なミトコンドリアを元気にしてくれます。これにより免疫力が上がります。

免疫には色々なシステム（仕組み）があります。免疫システムは、体内に侵入する病原体（ウイルス、細菌、寄生虫など）から体を守るための防御機構です。序でも説明したので、繰り返しになりますが、おもに以下のふたつの大きなシステムに分けられます。

自然免疫（先天性免疫）：私たちの体には、病気や感染から守るための「すぐに反応する防御システム」があり、これは皮膚（体の外側を覆っている部分でバリアの役割を果たす）、粘膜（口や鼻、消化管などの内側を覆っている部分で異物が体内に入るのを防ぐ）、白血球（血液中にある細胞で病原体を攻撃する）、マクロファージ（白血球の一種で病原体を食べて消化する）、ナチュラルキラー細胞（病原体や異常な細胞の抗原を認識せずに即座に攻撃する細胞。抗原を認識してから攻撃する活性型キラーT細胞とは違う）などから構成されています。

たとえば喉に、あるウイルスがくっつくと、まずその粘膜のネバネバでウイルスを閉じ込め、細胞内への侵入を防ぎます。そこへマクロファージやナチュラルキラー細胞がやってきてそのウイルスを攻撃し破壊するのです。

獲得免疫（適応免疫）：特定の病原体に対して特別に反応する防御システムで、T細胞（病原体に感染した細胞を攻撃する）とB細胞（病原体に対抗する抗体を作る）によって構成されます。記憶機能があるので再感染時に迅速に対応します。

たとえば麻疹（はしか）に一度かかると、体内に記憶が残り、再び麻疹ウイルスが侵入してもすぐに対応できるため、二度と感染しないことが多いのですが、これはまさに獲得免疫のお陰なのです。

では水素はどのような作用で免疫力を上げてくれるのでしょうか？　現下、水素の抗酸化作用、即ち悪玉活性酸素除去作用が免疫システムにどのように影響するかについての研究が進んでいますが、主として関心がもたれているのは以下の3つです。

炎症の抑制：水素による悪玉活性酸素の中和により、体内で長期間続く炎症で、気づかないうちに組織を傷つけ、生活習慣病やがんなどの病気を引き起こす原因となる慢性炎症を減少させることができます。これは、関節リウマチや炎症性腸疾患（腸の粘膜に炎症が生じる病気で、潰瘍性大腸炎やクローン病があります）などの自己免疫疾患（本来は体を守るはずの免疫システムが、自分の体の正常な細胞や組織を誤って攻撃してしまう病気）に対する治療法として期待されています。

細胞の保護：水素は悪玉活性酸素による細胞損傷を防ぎます。これにより免疫細胞の機能を維持し、免疫応答（体がバイ菌やウイルスに対して防御反応を起こすこと）を最適化する可能性があります。

ストレス応答の緩和：水素の抗酸化作用によって酸化ストレス（体内で発生する有害な活性酸素が細胞を傷つける状態）を軽減し、免疫システムの過剰反応を抑制することができます。

酸化ストレスの軽減が免疫システムの過剰反応抑制につながる理由ですが、酸化ストレスを減らすと、免疫細胞がダメージを受けにくくなり、免疫システムのバランスが保たれます。これにより、免疫細胞が過剰に反応することが少なくなり、アレルギーや自己免疫疾患などの過剰反応を防ぐことができます。

また最近では、水素を含む蒸気混合ガス（水素ガスに加えて、水蒸気が混ざったガス）吸入後に唾液中の免疫物質ＩｇＡ抗体が増強されることが九州医療科学大学免疫学研究所所長の池脇信直教授によって発表されています。[*20]

簡単に紹介しますと、池脇教授は水素吸入15分後、インフルエンザウイルスに対する唾液中の免疫物質ＩｇＡ抗体が明らかに増加することを発見しました。

ＩｇＡ抗体は、涙、唾液、鼻汁、胃腸液、母乳に含まれ、粘膜免疫において最も重要な役割を果たす抗体です。水素には、インフルエンザウイルスも防御する唾液中のＩｇＡ抗体の増強作用があるということです。

鼻粘膜から吸収された水素は体循環血液へと吸収され、悪玉活性酸素を結合して水に変化させ、老廃物とともに汗や尿として体外に排除する抗酸化作用があります。また、白血球を活性化し、免疫力を増強する作用もあることから、コロナ後遺症対策への応用の可能性も出てきました。

14 快眠と水素

水素吸入を行うと、大概の人は開始後5～10分で眠りに落ちます。これは水素ガスによって副交感神経が優位になり、眠くなるからだと言われています。

第23項でも紹介しますが、不眠は本当に辛いものです。眠りたくても眠れない状況が長く続くと、人は健康を維持できません。米国睡眠医学会の勧告でも、ひと晩の睡眠時間が7時間未満では健康を維持するには不十分であるとされています。

睡眠不足は炎症誘発性反応（体内で感染や怪我などに対して免疫系が炎症を引き起こす反応。これは、細菌やウイルス、損傷に対する体の防御メカニズムで、腫れや痛み、発熱などの症状が出ます）を引き起こします。加えて、生理的ストレス（体が外部からの刺激や変化に反応して起こる体内の負担や緊張のこと。たとえば、寒さ、暑さ、怪我、病気、運動、睡眠不足などが原因で、体がその状況に適応しようとする際に生じる）を増加させ、記憶力を損ないます。さらにインスリン感受性（体がインスリンにどれだけよく反応するかを示す指標で、インスリンが血糖値を下げる効果がどれほど強く発揮されるかを表します。感受性が高いと少量のインスリンで血糖が効率よくコントロールされ、低いと多くのインスリンが必要になります）を低下させ、慢性複合疾患の進行を加速させる可能性があります。

睡眠不足は死亡率の増加とも明確に関連しています。睡眠の乱れは多くの障害の危険因子なのです。

うつなど精神疾患は不眠症を伴いますが、睡眠を改善することは精神疾患の症状を改善することが多いと言われています。その睡眠改善のため、睡眠薬が処方されることがよくあります。しかし、これらの薬には現在の時点では、認知症になりやすい、ふらついて転倒してしまう、車や電車の運転に支障が出る等の副作用を伴うことが多く、長期間使用すると薬物依存症につながる可能性もあります。

日本では使用が認められていますが、ベンゾジアゼピン系抗不安薬のアルプラゾラムは、その依存性の高さから米国では使用禁止となっています。このため、日本からアメリカに出張するビジネスマンがこの薬が使えず困っていると聞きます。

しかし、水素は副作用がないので、非常に安心して使えます。水素吸入をして、少し眠ってゆっくりされた患者さんは「ああスッキリしました」と言って帰られます。もちろん、吸入をしたその日の夜もグッスリと眠れているようです。

吸入ができない環境であれば第28項で触れる水素サプリも重宝します。

ここで、少し栄養療法の話をしますと、図版14－1のように睡眠ホルモン（体内時計に働きかけることで、覚醒と睡眠を切り替えて、自然な眠りを誘う作用がある体内ホルモン）であるメラトニンを出すには、たんぱく質や鉄、ナイアシン（ビタミンB_3）ビタミンB_6、マグネシウムなどが重要な役割を果たします。

ところが、これらが少ないとプロテインのところからセロトニンやメラトニンの

図版14-1　栄養療法の例

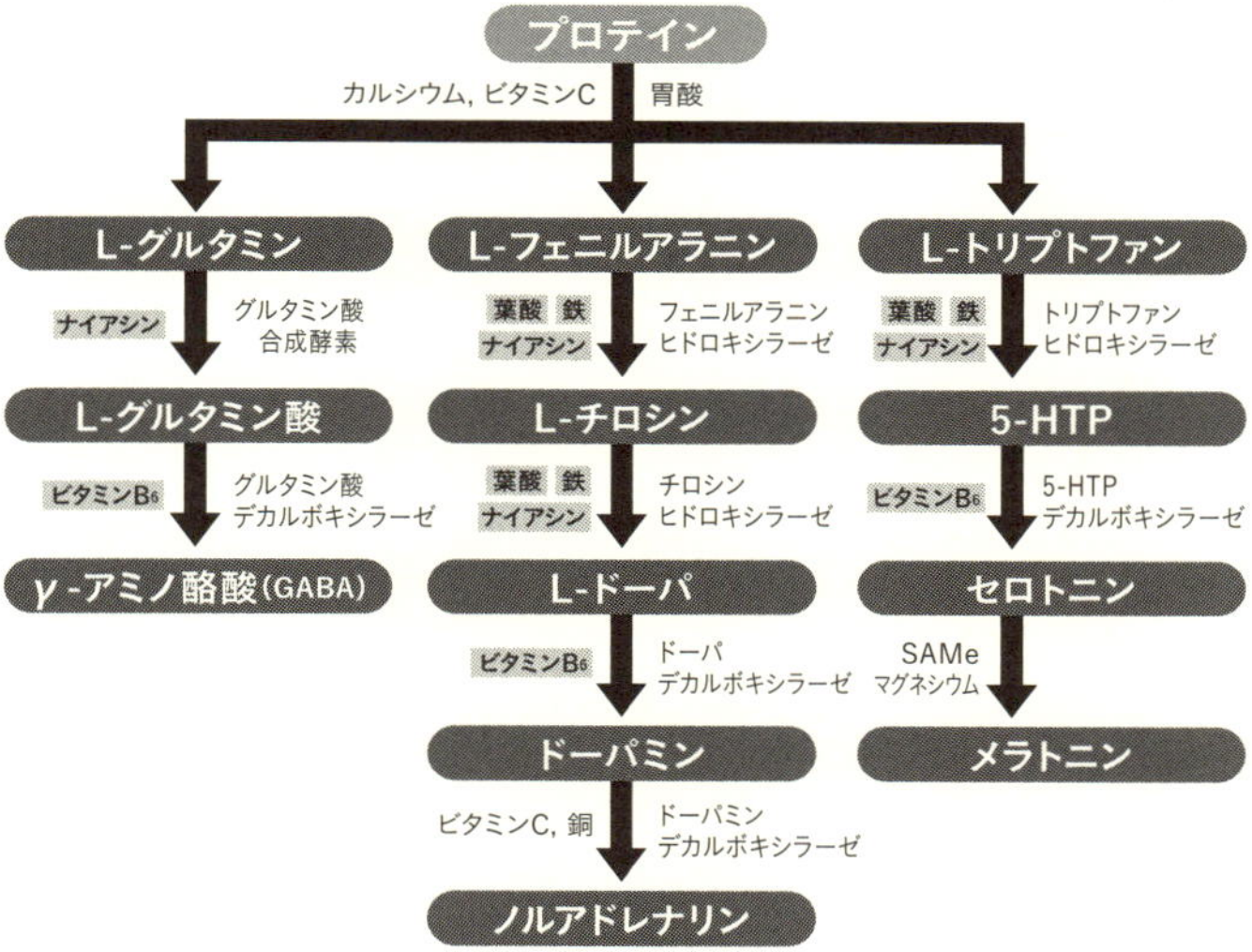

（株式会社MSS提供資料を加工）

ところまでなかなか変化せず、結果的にメラトニンが十分分泌されずに、「眠れない」ことになります。

安心ホルモン——正確には神経伝達物質——のGABAが出ないと不安になり、幸せホルモンのドーパミンが出ないとあまり幸せを感じなかったり、やる気ホルモンのノルアドレナリンが出なければ集中力が落ちたり、気分を左右する幸せホルモンのセロトニンが少ないとうつっぽくなったりします。

すなわち、カラダのトリセツともいうべきこの回路がわかっていれば、不眠や不安、気分不良などさまざまな症状が栄養療法だけでも改善するわけです。

ただ単にこれらを増やせばよいというわけではありませんが、これらを血液検査で分析し、不足した栄養素を摂るようにすると、メラトニンが出て、睡眠薬が要らなくなったり薬を減量できたりします。

先述した不登校の例はまさに典型的で、少しだけ説明すると、以下のような話になります。

症例は不登校、睡眠障害の高校1年生男子です。母子家庭で母親の帰宅が仕事で遅いため、いつも晩御飯はレトルト食品やパンやお菓子等とかなり偏りがあり、夜は深夜まで起きて、朝は起きれず、いつもお昼くらいにならないと起きて来なかったそうです。

色々とカウンセリングを受けたり、対策もしたそうですが、まったく改善がなく、困り果てて当院に相談に来られました。

話を聞けば、偏食以外には特別な人間関係などの悩みもなく、トラブルもないことなどから、私はまず栄養学的アプローチを勧めてみました。

栄養状態を把握するための検査は制度上すべて自費になるのですが、血液検査をしたところナイアシンやビタミンB6が不足していることがわかりました。このためこれらの栄養素をサプリメントで補充したところ、図版14－1の回路が働きだし、メラトニンが分泌され、まず普通に眠れるようになりました。

この結果、朝起きられるようになり、なんと比較的短期間で登校できるようになったのでした。

その後、1ヶ月が経っても3ヶ月が経っても半年が経っても、元気よく登校してくれたのでお母さんは大喜びでしたが、食事のことをずいぶん反省されていました。またコーヒーや紅茶、お茶などに含まれているカフェインについても、要注意です。

コーヒーやお茶が決して悪いわけではありませんが、若いときと同じような感覚で飲んでいると、年齢とともに代謝も落ちてきますので、コーヒーやお茶に含まれるカフェインの効果が長時間体内に残り、「眠れない」ことになります。

なかには、ほうじ茶やウーロン茶にはカフェインが入っていないと思っている方もいて、説明して止めていただくと、やはり睡眠薬が要らなくなったというケースもありますので、寝つきが悪い、もしくは眠りが浅いという方は是非一度チェックをしてみてください。

この栄養療法については、大変奥が深く、面白いのですが、当院に来られる女性や子供の患者さんたちに限って言えば、本当に鉄やタンパク質やビタミンB等が少なく、心身ともに辛い思いをされている方も多いので、ちょっとした知識ですが、是非とも知っていただきたいと思います。

たとえば、鉄についてお話ししますと、生理のある女性は1日あたり18㎎の鉄の摂取が推奨されています。

ところがこの18㎎の鉄を摂るのはなかなか大変で、150gの赤身のステーキを食べてもたった4㎎しか摂れません。

しかし、月経は毎月やってきて出血します。女性は本当に大変です。

血液検査をしてみますと、ヘモグロビンは低いし、貯蔵鉄(フェリチン)はひと桁㎎の方も多いのです。

しかも妊娠中には胎児に貯蔵鉄(フェリチン)が60~70㎎移行すると言われています。

妊婦さんの1日の鉄の摂取推奨量は27㎎です。

したがって、もし鉄欠乏の状態で妊娠して、そのまま出産に至ると、母子ともに大変しんどい思いをする危険性があります。

鉄の役割は酸素を運ぶだけではなく、エネルギー代謝や免疫代謝、DNA合成と修復、神経伝達のサポート、コラーゲンの生成にも関わります。

冬になると皮膚がカサカサして脚などがかゆくなる原因のひとつは鉄不足です。すなわち鉄不足のためにコラーゲン生成が十分できずに脚がかゆくなってしまうというわけです。

また、決して鉄だけではないのですが、この大事な鉄という栄養素が、赤ちゃんがお腹のなかにいる約10ヶ月の間――とくに鉄の需要が増える妊娠後期は大切――不足した場合、胎児の脳発達への影響・発達障害のリスクの増大・知的発達への影響を懸念した研究結果がすでに多く出されています。結論的に、妊娠中の鉄欠乏は胎児の発達に悪影響を及ぼし、発達障害や神経発達のリスクを高める可能性があるとしています。

お母さんも鉄が足りていないと産後うつになったり、母子関係にも良くないという報告があります。

アメリカやカナダなどの欧米先進国は、これらの栄養学的なデータを基に、妊娠可能女性に対してガイドラインを持っており、フェリチンを50㎎以上にするように指導がされています。

また英国国立医療技術評価機構（NICE）は妊娠前および妊娠中の鉄補充についての具体的なガイドラインを持っており、とくに鉄欠乏性貧血を予防するための鉄サプリメントの使用を推奨しています。

たった鉄が足らないだけで、またそれによるマイナスを知らないだけで、胎児の発達障害のリスクが上がったり、さまざまな障害のリスクが上がるのであれば、せめて妊娠する前から鉄不足対策があってもよいと考えます。

アメリカではエンリッチメント（栄養を強化すること）が普通に行われており、小麦粉に鉄分を含む

写真14-1　水素吸入中に眠りに落ちた患者さん

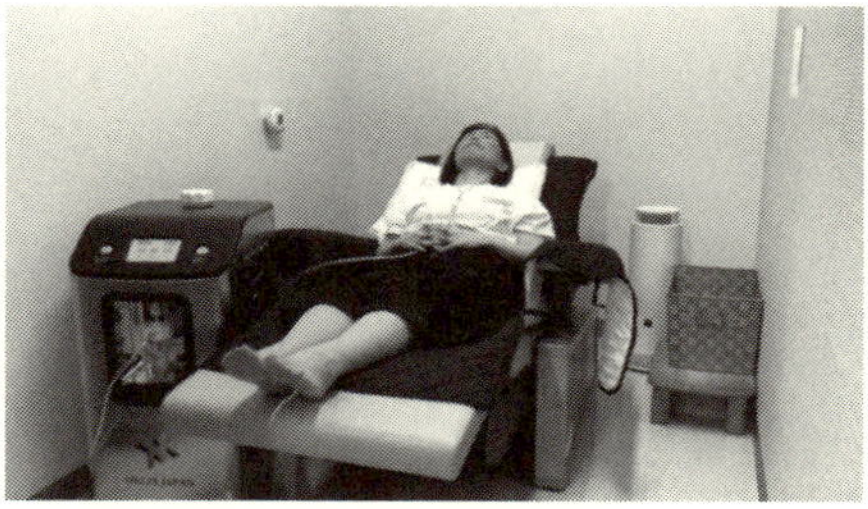

栄養素を添加することが一般的で、公衆衛生の向上と栄養欠乏症の予防を目的としています。

エンリッチメントされた小麦粉は、栄養バランスを整えるために効果的な手段とされています。

鉄欠乏性貧血は明らかに減少し、エンリッチメントによる葉酸の添加により妊娠初期における神経管欠損症（ＮＴＤｓ）の発生率を大幅に減少させたという効果が確認されています。つまりエンリッチメントは、特定の栄養素の不足を補い、さまざまな健康問題の予防や改善に寄与する有効な手段と言えるのです。これにより、特定の病気や障害の発生率が低下し、全体的な公衆衛生の改善が見られていますので非常に大切なことだと思います。

ただ発達障害の発生率に絞って調べてみると、エンリッチメントしただけでは発達障害の発生率は減少しておらず、近年はむしろ増加傾向にあるというアメリカのデータもあります。

私は、これらのデータを基に、「自分のできること」として、分子栄養学の講演を行ったり、患者さんにエンリッチメントの方法を伝えたり、日々栄養療法の指導をしています。しかし可能であれば、行政レベルでも既存の栄養学にプラスして分子栄養学レベルの教育もやってほしいと考えています。これには明確な理由があります。鉄やミネラル、ビタミンの不足を補うことでＩＱが向上するという研究結果が多数あり、とくに幼少期における栄養改善が重要です。また、ＩＱが１ポイント上昇すると、労働生産性や創造性が向上し、ＧＤＰが０・５～１・５％上昇する可能性があるとも言われています。

つまり、国全体で栄養状態を向上させることで、日本の国力を高めることが期待できるのです。たかが栄養、されど栄養と言えるでしょう。

また、既存の栄養学は「足りなければ病気」、たとえば「鉄が足りなければ、貧血だから鉄分を摂りましょう」という指導になりますが、分子栄養学では、細胞が最も働きやすい「至適濃度」に栄養状態を持っていく指導になります。

細胞レベルでの至適濃度とは、腹ペコでイライラして仕事をするより、まずまず満たされた状態で仕事をするほうが、集中力も上がり、ミスも少なく、いい仕事ができる状態の濃度と言えばよいでしょうか。

15 血流増加作用

水素吸入を行うと副交感神経が優位になる話は前項で述べましたが、副交感神経が優位になると血管が拡張します。

また水素吸入を行うと一酸化窒素（ＮＯ）の生成を促進し、やはり血管を拡張させます。血管が拡張した結果、末梢血管（一般的に足や腕の血管）の血流も良くなります。このため、「足がポカポカしてきた」など、冷え性の方の冷えが改善するだけでなく、第24項で紹介する眼底写真でもわかるように、網膜の血流も改善します。健常な方が水素吸入を行ったあとに、よく目が見えるようになるのはこの網膜の血流が良くなるためと思われます。

ただ、加齢黄斑変性症などの目の病気の方の場合は、眼底の血流が良くなっただけでは、視力回復にすぐに結びつかないと言われています。ここは今後に期待したいところです。

また、水素による抗酸化作用により、悪玉活性酸素が除去され、抗炎症作用によっても血管内皮機能が改善し血流改善につながるとも言われています。

さらに水素によってミトコンドリア機能も改善するため、細胞の酸素需要の調整とともに血管の収縮と拡張のバランスを改善する可能性があり、結果として血流を増加させると考えられています。

2023年のARVO（視覚および眼科学の研究協会）学会で発表された内容[*21]によると、水素を豊富に含む水が網膜変性の治療において有益である可能性が示されました。とくに、この研究では、水素の抗酸化作用に着目し、網膜の細胞が酸化ストレスによって損傷を受けるのを防ぐ効果があると報告されています。酸化ストレスは加齢性黄斑変性症や糖尿病網膜症など、視力低下や失明の原因となる疾患の進行に大きく関わっているため、水素水がこれらの治療に役立つ可能性があるとしています。

このように水素はあらゆる方面に働きかけ、血流を良くすることが認められています。

37兆個あるとされる一つひとつの細胞に、水素による血流改善が起こり、十分な酸素や栄養が行きわたるとすれば、それはあらゆる臓器、筋肉、血管、神経にとって大変ありがたいことです。

疲労の原因とされる悪玉活性酸素を水素が除去し、傷んだ筋肉細胞で起こっている炎症反応を抑え、抗酸化作用で酸化ストレスを抑え、安静時の血流も良くすれば、早期の疲労回復にもつながります。

このため一部の大学の駅伝部や水泳部では、ハードな練習や試合のあとに水素吸入を導入しています。当院でも、フルマラソンやトレイルランの選手が試合の前後に水素を吸いに来られていて、タイムが良くなったなど、嬉しい報告もあります。もちろん薬物ではないのでドーピングにはなりません。

16 血糖への影響

「電解水素水飲用でインスリン抵抗性高値を改善～2型糖尿病患者の病態改善に期待～」

これは2021年8月2日に東北大学が発表した論文のタイトル[*22]です。

詳細は省きますが、要は電解水素水でインスリン抵抗性が改善され、2型糖尿病（一般的に生活習慣病と称されるタイプの糖尿病）の患者の血糖コントロールの改善に期待ができるという内容です。

この論文はマウス等での研究ではなく、実際に人を対象として研究が行われ報告されています。

インスリン治療を受けていない2型糖尿病49名を電解水素水飲用群と浄水飲用群に分け、各患者宅にどちらの水が出るかわからないように改良した電解水素水整水器を設置し、1日あたり1・5～2・0ℓを飲用してもらい、研究を行ったとあります。

数は少ないものの、なんとインスリン抵抗性の高い群においては改善が認められています。つまり、電解水素水を1日に1・5～2・0ℓ飲めば、2型糖尿病患者の血糖コントロールは改善する可能性を示唆しているのです。

これを水素サプリの場合に置き換えると、水素サプリ1gは、40ℓの電解水素水が発生させる水素量を超えるという報告もあるので、こちらはさらに期待が持てるという計算になります。

近いうちに良い結果が発表されるのを楽しみにしたいと思います。

またこのほかにもマウスを用いた研究では水素によって血糖値の低下作用が認め

られているという論文が多数存在します。

実際、当院の患者さんでもＨｂＡ１ｃ（過去１～２ヶ月間の平均血糖値を示す指標。血液中のブドウ糖とヘモグロビンが結びついた糖化ヘモグロビンの割合）が素晴らしく低下している方がおられます。

この方は82歳の男性なのですが、ＨｂＡ１ｃは８・３％でした。もちろんお薬はいろいろと服用していただいていますが、なかなか血糖値が落ち着きません。

そこで水素吸入器をレンタルされ、毎日３時間水素吸入をしていただきました。

すると３ヶ月ほどで薬を増量することなくＨｂＡ１ｃが６・５％まで低下したのでした。

これには私も驚き、本人も「水素を吸っていたら血糖も下がって嬉しいです」と喜んでおられました。

ところが、しばらくするとまたまたＨｂＡ１ｃがだんだんと増え、元に戻ってしまったのです。

よく聞いてみると水素で一旦血糖値が下がったので、もう大丈夫だと思い、油断して甘いみかんゼリーを毎日ふたつ３つと食べすぎていたそうです。

良かったような悪かったようなお話ですが、ゼリーをやめていただいて、いまは血糖コントロールはＨｂＡ１ｃ６・９％前後に落ち着いています。

このように先進的な研究結果としては良い結果が出ていますが、それを過信して好きなようにすると悪化する場合もありますので、実際には「水素を使う側」への教育も必要であると痛感した事例でした。

いくら水素がいいとわかったとしても、それに依存しすぎてはいけませんね。

では、なぜ水素で血糖値が下がるのでしょうか？

水素に血糖値を下げる効果があるとされる理由は、その抗酸化作用、抗炎症作用、ミトコンドリア機能の改善、インスリン感受性の向上、そして糖代謝の改善などの多面的な作用に関連しています。以下に、水素が血糖値を下げるメカニズムと、それを支持する研究やエビデンスについて紹介します。

抗酸化作用によるインスリン抵抗性の改善：水素の抗酸化作用により、体内の悪玉活性酸素を中和します。これにより、酸化ストレスが軽減され、インスリン抵抗性が改善されます。

酸化ストレスは、インスリン抵抗性の一因とされており、これが血糖値の上昇につながることがあります。水素の抗酸化作用により、細胞内の酸化ストレスが軽減され、インスリン抵抗性が改善されることで、血糖値が下がると考えられています。

また酸化ストレスによって血糖値の調節を担う脳の視床下部という場所の神経細胞が減少していくことがわかり、このことによってインスリンの働きが低下して糖尿病を引き起こすことや、酸化ストレスを抑えると糖尿病を予防できることが明らかになっています。[*23]

したがって水素の抗酸化作用による視床下部の酸化ストレス軽減が糖尿病の予防や治療に応用できるのではないかと考えられます。

抗炎症作用によるβ細胞保護：慢性的な炎症もまたインスリン抵抗性を悪化させ、膵臓《すいぞう》のβ細胞（インスリンを分泌する細胞）を損傷させる要因となります。水素は抗炎症作用を持ち、炎症性サイトカインの生成を抑制することで、膵臓のβ細胞を保護し、インスリンの分泌を助けることが期待されます。サイトカインは体の炎症反応を引き起こす原因のひとつです。

じつは炎症性サイトカインも必要があって出ているのですが、これを何かに譬《たと》えるとすれば、溶接のときに出る火花を想像してみてください。この火花がサイトカインとします。少しくらいならいいですが、たくさん火花が出ると危ないですよね。サイトカインも出すぎると良くないのです。したがって水素は火花が出すぎないようにしてくれているというわけです。

過去にあったある研究では、糖尿病モデルマウスにおいて水素豊富な水を飲用させたところ、膵臓の炎症マーカーが減少し、β細胞のアポトーシス（細胞死）が抑制されることが報告されています。つまり、これは水素の抗炎症作用が糖尿病の進行を遅らせる可能性を示しています。

17 水素の脂質合成抑制作用

体は脂肪もエネルギーとして使うのですが、それを助ける働きが水素にはあります。これにより、中性脂肪が分解されやすくなり、体のなかで脂肪が燃えやすくなります。つまり、水素が脂肪代謝を活性化させることで、中性脂肪の値が自然と下がると考えられています。

結果として、水素は体のエネルギーバランスを整え、健康的な状態をサポートしてくれるのです。

もっと簡単に言えば、水素が「脂肪燃焼スイッチを押す」結果、脂肪がエネルギーとして使われやすくなるということです。

当院の事例ですが、脂質を減らす薬をまったく使用しなくても中性脂肪が１００mg／dℓ程度は低下した例があります。

中性脂肪の検査値は検査会社によって違いますが、概ね30～１４９mg／dℓが基準範囲となっています。この方の場合は毎日１時間の水素吸入で空腹時の中性脂肪の値が２１０mg／dℓであったものが１０６mg／dℓまで低下しました。

また中性脂肪だけではなく、コレステロールについても良い報告があります。

Songらによって２０１３年に報告された研究[*24]では、メタボリックシンドロームの可能性がある20人に１日あたり０・９～１・０ℓの水素水を飲用させたところ、10週間後には被験者の総コレステロール値とＬＤＬコレステロール値が有意に減少したことが明らかになっています。

これは水素水が脂質代謝に与える影響を示す一例であり、酸化ストレスの軽減がこれらの効果に寄与している可能性が指摘されています。

つまりメタボリックシンドロームや動脈硬化の予防・改善に役立つ可能性があり、脳血管疾患のリスクや心血管リスクも軽減する可能性があるということです。

18 水素の再灌流障害抑制作用

「再灌流《さいかんりゅう》」という言葉は一般には耳慣れないと思います。たとえば急に脳の血管が詰まって脳梗塞になったとします。そうすると急に言葉がしゃべれなくなったり、手足が麻痺したりします。

これは血管が血栓などで詰まってしまい、その詰まった部分から先に血液が流れないために起こってくる症状です。

タイミングにもよりますが大概の場合、救急病院で血栓を溶かす血栓溶解療法や血栓除去術が行われます。

そして治療がうまくいくと再度血液が流れ出すのですが、そのことを「再灌流」といいます。

ところがこの再灌流によって酸素が供給され、体内の酸化ストレスが急激に増大すると、それまで血液が流れていなかった弱った細胞や組織から大量に悪玉活性酸素が発生し、細胞や組織障害を起こすことがわかっています。これを再灌流障害といいます。

再灌流障害は場合によっては大変な後遺症を残し、半身不随など、とても不自由な生活を強いられることもあります。

ところが、再灌流の段階で水素吸入療法を行うと、水素が強力に悪玉活性酸素を除去してくれるため、再灌流障害を最小限に留めてくれるのです。

実際にあった話ですが、ある患者さんが突然重度な脳梗塞となり、残念ながら一生半身麻痺が残る可能性がありました。しかしながら、幸い搬送先の病院で水素吸入療法が行われたため、見事に回復し、現在はほとんど麻痺のない状態となっています。

この事実は、水素の再灌流障害抑制作用を理解し、治療に取り入れている病院に搬送されるかどうかで、残りの人生が大きく変わることを示しています。

水素の再灌流障害抑制作用は複数の大学病院で研究され、高い評価を得ています。

高評価であるがゆえに、脳梗塞治療のガイドラインが変わる可能性さえあると言われています。

もしも水素による再灌流障害抑制作用が周知され、脳梗塞だけでなく、急性心筋梗塞や地震によるクラッシュ症候群（地震の影響などで体の一部が長時間圧迫されたあとに助け出され、急速に圧力が解放されることで、圧迫部位の筋肉が壊死《えし》し、血流に毒素が放出され、腎不全やショックを引き起こす生命を脅かす状態）にも水素吸入療法が導入されたなら、疾病由来の身体障害者が減り、日本の医療費はもっと抑えられると思われます。

19 しみ、くすみ、しわも軽減

水素吸入はお肌のしみ、くすみ、しわの改善に寄与します。そのメカニズムは、おもに水素の強力な抗酸化作用、炎症抑制効果、そして細胞修復の促進に基づいています。

まずここで、しみ、くすみ、しわが悪玉活性酸素によって形成されるメカニズムを簡単に説明します。

しみ：紫外線などの刺激によりメラノサイト（メラニン色素をつくる細胞）が活性化され、過剰にメラニン色素（紫外線から体を守る役割のある、皮膚や髪の色を決める色素）が生成されます。悪玉活性酸素が細胞にダメージを与えることで、メラニン色素の生成が必要以上に多くなり、しみが出来やすくなります。

くすみ：悪玉活性酸素によって血行が悪くなったり、肌のターンオーバー（新陳代謝）が遅れたりするため、古い角質が残って透明感のない肌になります。これがくすみの原因です。

しわ：コラーゲンやエラスチンといった肌の弾力を保つ成分が、悪玉活性酸素による酸化ダメージで壊れやすくなります。この結果、肌のハリが失われ、しわが出来やすくなります。

活性酸素が酸化ストレスを引き起こし、細胞の老化やダメージを加速させることで、これらの肌トラブルを引き起こすというわけです。

では、これら、しみやくすみ、しわに対してどんな対策があるかと言えば、すでにご存知だと思いますが、ビタミンCやビタミンEなど抗酸化物質の摂取や日焼け止めの使用、保湿、十分な睡眠やストレス管理などです。

今回はこれに加えて、強力な助っ人が現れたと考えてみてください。では水素吸入の抗酸化作用による美容効果についてみてみましょう。

第4項で述べたように、水素は体内で悪玉活性酸素を選択的に除去します。つまり体内の悪玉活性酸素を減少させます。先に触れたように、しみ、くすみ、しわは悪玉活性酸素の酸化ダメージで形成されるので、水素吸入でこれらを抑制できるのです。

さらに、皮膚細胞の酸化ストレスが軽減されるので、メラニン生成やコラーゲン分解の促進が抑えられます。

２０１７年に株式会社バスクリンの研究チームが行った研究[*25]が、第18回日本抗加齢医学会総会で発表されました。この研究では、低濃度の水素が紫外線B（UVB）による酸化ストレスにどのように作用するかを調査しました。その結果、水素の吸入によりUVBが引き起こす皮膚ダメージが軽減されることが判明しました。

また、水素は体内で発生する活性酸素を無害にする抗酸化酵素を活性化し、皮膚の老化を抑制する効果も確認されました。

ここで水素吸入の炎症を抑える効果について見てみましょう。

私たちは呼吸で酸素を取り込み、その酸素を使って体内の「ミトコンドリア」という細胞内の器官がエネルギーを作っています。しかし、その過程で「活性酸素」というものが生まれます。活性酸素は体に必要な部分もありますが、過剰になると細胞を傷つけることがあるのです。そして、傷ついたミトコンドリアはさらに多くの活性酸素を生み出すため、悪循環が起こります。

この傷ついたミトコンドリアは、炎症を引き起こすサイトカインも作り出します。水素はとても小さな分子で、体に取り込むとミトコンドリアのなかまで入ることができます。そこで、水素は有害な活性酸素を選んで取り除きます。これによって、細胞のダメージが減り、炎症を引き起こすサイトカインの発生も抑えられるのです。

慢性的な炎症はメラニン生成やコラーゲン分解を促進し、これがシミやしわの形成につながります。繰り返しますが、水素は炎症性サイトカインの生成を抑制し、これによって皮膚の炎症を軽減し、皮膚の健康を保つことができるのです。

2013年に行われたZhang,Z.らによる研究[*26]では、水素を豊富に含む生理食塩水がUVBによる皮膚損傷を軽減し、炎症や酸化ストレスを抑制する効果を持つことが確認されています。

水素が皮膚の炎症を抑え、これによりしみやしわの形成を防ぐことを示しています。

最後に水素吸入の細胞修復促進効果について見てみます。

水素を体内に取り入れると、細胞内のミトコンドリアが元気になり、エネルギーを効率よくつくれるようになるため、細胞のエネルギー代謝を促進し、皮膚細胞の修復および再生をサポートします。これにより、肌の弾力性が向上し、しわが目立たなくなると考えられます。

また、皮膚の再生が促進されることで、くすみが軽減され、肌がより明るく、均一な色調になることが期待されます。

斎藤らは、「Molecular and Cellular Biochemistry」という学術誌に水素が皮膚細胞に対する保護効果を持つことを発表しており、しわやくすみの軽減に寄与する可能性を示唆しています。

20 水素を吸うと寿命が延びる？

水素療法を施すと、生物の寿命が延びることが複数の実験で報告されています。

日本医科大学の太田成男名誉教授によれば、

「２０１７年に私たちは、酸化ストレスが亢進したマウスに、水素水を飲ませることによって、平均寿命が長くなることを報告しました。[*27] 昨年（２０１９年）は、米国のグループから、コバエ（ショウジョウバエ）が、水素発生素材を食べると、体内で水素が発生し、寿命が長くなることが報告されました。[*28] 今年（２０２０年）になって、線虫（ネマトーダ）が、水素水により寿命が長くなることを示されました[*29]」

とのことです。

つまり水素摂取により3種類の違った生物で同じように寿命が延長したということが示されたのです。

マウスやショウジョウバエ、線虫は寿命が短いため、観測がしやすいのですが、寿命の長い人間でも寿命延長は起こるものと期待されています。

もちろん現在のところはまだ人では証明されていないのですが、恐らく思うほどの寿命延長はなく、残念ながら期待できるのはピンピンコロリ、即ち生きているうちは元気に暮らし、寿命の尽きたときに患うことなくコロリと旅立てるではないかと言われています。

とはいえ、寝たきりが長い、ネンネンコロリよりはいいかもしれませんね。

21 水素の血栓形成抑制作用でコロナにも打ち勝つ

新型コロナウイルス感染症（COVID－19）は、血栓症を高頻度に合併することが報告され、海外ではその対応を含めて大きな注目を集めています。

そんななか、水素ガスが新型コロナウイルスによる血栓（血の塊）の形成を抑制することが注目されています。

具体的には、止血をする役割をもつ血小板が異常に固まると（凝集といいます）血液をドロドロにしてしまうのですが、それを抑えたり、血栓を出来にくくしたり、血管内皮細胞（血管の内側を覆う細胞で、血液の流れを調整し、血管の健康を保つ重要な役割をします）を守り、血栓形成を抑制します。

つまりコロナ感染で血管の内側を覆う内皮細胞が傷つくと、血液の流れが乱れ、血を固める反応が強くなるのですが、水素はこの内皮細胞を守ることによって血栓形成を抑制します。

ここで水素が素晴らしいのは、コロナ感染をしていない健常時には、血小板凝集能は抑制せず、病的な状態になったときにのみ抑えるという点です。

そうでなければ、普段元気な方が健康のために水素を吸っていたら「血液が止まりにくい」状態になってしまいます。

また水素は血管内皮細胞のグリコカリックス――巻末口絵の写真21－1の毛だらけの部分で、内皮細胞のバリアとして働いています――を守り、血栓が出来にくくすると言われています。

22 水素と創傷治癒について

水素療法は医療分野で注目される新しい治療法として、さまざまな病気や怪我、炎症を治癒、または抑える効果があるのではないかと研究されています。そのなかでも、創傷治癒に対する水素の効果には強い関心がもたれており、複数の研究で有効であることが報告されています。

本項では水素の創傷治癒効果に関するエビデンスを基に、そのメカニズムと実際にどのように活用できるのか、その可能性について述べます。ここまでの説明と重複する部分もありますが、復習と思って読んでみてください。

まず、水素のもつ抗酸化作用と抗炎症作用について触れてみます。

水素分子は非常に小さい（水素原子は最小）ため、生体内で容易に拡散し、遮るものがなく簡単に移動します。細胞膜はもちろん、脳を血液中の有害物質から守る強力な門番である脳血液関門さえも通過してしまいます。この特性により、水素は細胞内外で患部や炎症に直接作用することが可能です。

とくに、水素の抗酸化作用は創傷治癒において重要な役割を果たします。酸化ストレスは細胞損傷を引き起こし、創傷治癒を遅延させる要因のひとつとされているからです。

水素は、悪玉活性酸素や過酸化物（H_2O_2）など酸化ストレスを増やす有害な活性酸素種を中和し、細胞を酸化ストレスから保護します。[*30]この日本医科大学（当時）の大澤郁朗らの研究は、水素分子が悪玉活性酸素や過酸化水素などの有害な活性酸素種を中和する能力を持つことを明らかにしています。

また傷を負ったらその治癒の初期段階で炎症が起こります。過度の炎症は患部の組織を損傷してしまい、治癒を遅らせます。その結果、水素は炎症性サイトカインの生成を抑制し、炎症反応を適度に制御します。[*31]創傷治癒を促進します。

この研究では、水素を含むシリカ微粒子が創傷治癒と細胞の移動行動に与える影響を調査しています。結果として、水素シリカ微粒子が細胞の移動を促進し、創傷修復に寄与することが示されています。

次に動物モデルを使った実験における水素の効能について触れます。

水素の創傷治癒効果は、おもに動物モデルを用いた実験で検証されています。[*32]

たとえば、全層背側皮膚欠損マウスモデルを用いた研究では、水素を吸入させた群で炎症が少なく、血管新生が良好で、細胞移動が速く、ミトコンドリア機能が維持され、かさぶたの形成が少ないという傷の治り方を確認しています。

つまり傷の収縮が促進され、治癒が早まるのです。

さらに水素水の摂取が創傷治癒に与える影響を調査した研究もあります。[*33]

この研究では水素が豊富な水、即ち水素リッチ水（ＨＲＷ＝Hydrogen-Rich Water）を飲むことが犬の傷の治りにどう影響するかを調べました。ＨＲＷを飲んだ犬は、普通の水（蒸留水）を飲んだ犬よりも傷の治りが早く、炎症も少なく、新しい血管もたくさん出来ました。また、ＨＲＷを飲んだ犬は、体のなかの悪い物質（酸化ストレス）が少なく、良い酵素（抗酸化酵素）が多いこともわかりました。つまり、ＨＲＷは犬の傷を早く治すのに役立つということです。

最後にこれらの実験結果が実際の治療に生かせるか、その可能性について考えてみます。

動物モデルでの水素を使った場合は「血流が良くなる」「抗酸化作用がある」「抗炎症作用がある」「抗酸化酵素が多い」などの傷が早く良くなることにつながる結果が出ています。

これらを総合すると、人の創傷治癒にも好影響が出るはずと考えられます。とくに糖尿病性の潰瘍や高齢者の床ずれなどの慢性創傷には有効ではないかと想像するのですが、いまのところ人では論文にはなっていないようです。

しかし、最近「水素・酸素発生パッチ」という、貼るだけで最大12時間、創傷部位に水素と酸素を供給しつづけるパッチが開発されました。

そのパッチを貼った結果、血液中の酸素と水素レベルを上昇させることが確認されました。動物実験では、炎症マーカーやストレスホルモンに悪影響を与えず、局所的に水素と酸素を供給して治癒を促進する可能性が示されています。[*34]

つまりこの水素や酸素を発生させるための新しい医療用素材であるパッチを使えば、やはり慢性創傷にも効果が期待できるのではないかと思うのです。

ここまでさまざまな水素の効能について見てきましたが、結論として、水素はその抗酸化作用や抗炎症作用を通じて、創傷治癒を促進する可能性があると言えるでしょう。

動物モデルでの研究結果は有望であり、臨床応用に向けたさらなる研究が期待されます。とくに慢性創傷に対する新しい治療法として、水素療法の実用化が進めば、多くの患者さんに利益をもたらすことができると考えられます。

23 症例紹介

ここまで水素の効能について述べてきましたが、本項では水素療法が実際に効いた例を紹介していきます。ほぼすべて私が臨床で経験した患者さんです。

＊82歳　女性　軽度認知症・高血圧

2022年8月ころから物忘れが見られ、場所の認識などもできなくなりました。それまではいつも旦那さまと来院し、旦那さまの診察の際にはニコニコと診察介助をしてくれていました。しかもその動作は機敏でした。

しかしながら、認知症症状が見られるようになってからは笑顔もなくなり、旦那さまの診察のときにも固い表情をしてただ旦那さまの後ろに座っているだけになってしまいました。

認知症のテストである「長谷川式簡易知能評価スケール」を行ったところ、21／30点とほぼ軽度認知症領域でした。

この長谷川式簡易知能評価スケールは30点満点で構成されていて、簡単な引き算

写真23-1　水素療法施術前（左）と施術後（右）の患者さん（ChatGTP4o）

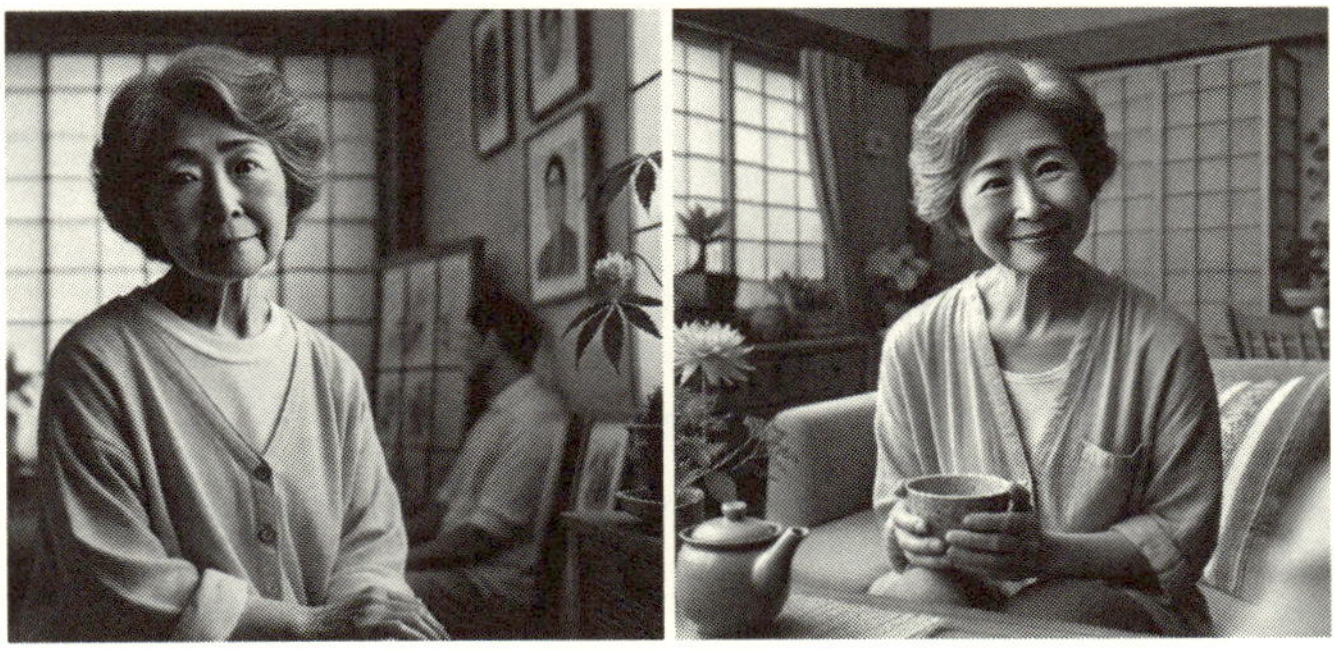

や、いまいる場所、日常的な単語を使った記憶力などを聞いて認知能力をテストします。

24点以上が正常範囲とされ、21～23点が軽度認知症障害の疑い、20点以下だと認知症の疑いがあるとされています。

参考数値ですが、認知症でない人の平均は24点前後、軽度の認知症の人の平均は19点前後、中等度の認知症の人の平均は15点前後、重度の認知症の人の平均は10点前後とされています。

したがって、この女性は軽度認知症領域にあることになります。そこで認知症専門外来に紹介したところ、アルツハイマー型、もしくはレビー小体型認知症（脳内に「レビー小体」という異常なたんぱく質が蓄積することで引き起こされる認知症で、幻視やパーキンソン病様の運動障害、認知機能の変動が特徴）の可能性があり、脳血流シンチグラフィー（P20参照）では巻末口絵の写真23－2のように側頭葉の血流は低下している状態でした。血流が低下しているというのはその部分が十分な酸素や栄養がもらえず、本来の機能が発揮できない状態であることを示します。

このため、当院で認知症にも良いとされている水素吸入療法を1週間に2回、1回1時間のペースで開始したところ1ヶ月くらい経過したところで、まず表情が明るくなってきました。

効果を実感した娘さん夫婦が、水素吸入器を購入され、自宅で毎日1時間の水素吸入をされるようになりました。

すると、気持ちが前向きになられ、色々とやりたいことも出てきて、ついには家族旅行にも行けるようになったそうです。

またある日、いつものように旦那さんの診察を始めようとしたところ、なんとこの方は以前のように、サッと立ち上がり、ニコニコと診察介助をしてくれたのです。

半年ぶりに長谷川式簡易テストを行ったところ21／30点とまったく認知症の進行は認められず、1年ぶりに行った脳血流シンチグラフィーでは側頭葉の血流が明らかに改善していました。

長谷川式簡易スケールでの点数は同じでも、動作は早くなり、うつのような表情は明るくなり、元気に旅行にも行けて大変ご家族からも感謝された症例です。

＊83歳男性　軽度認知症

この患者さんは２０２２年4月ごろより、自動車で接触事故を起こすなど色々とトラブルがあり、自営業の商売をやめられました。

同時にひどい物忘れやうつ状態が見られるようになり、診察にいらしても挨拶もできなくなっていました。商売をされていたので、以前は診察を終えてお帰りになるとき、いつも大きな声で「おおきに！」と言われたものでした。

長谷川式簡易知能評価スケールは20／30。脳血流シンチグラフィーでもアルツハイマー型認知症疑いと診断されました。

２０２２年9月から週2回、１回１時間の水素吸入を行ったところ、6回目くらいからいつもの大きな声を出されるようになり、例の「おおきに！」が出はじめました。しかも水素吸入10回目くらいからは、頭部の薄毛がやや改善し、白かった頭髪も黒くなりはじめました（巻末口絵写真23－3）。

そして半年経過したころには、それまで何度掛け方の説明をしても掛けることができなかった家の裏口のカギが掛けられるようになったと、奥さまが喜んで報告してくれました。

先日徒歩で訪問診療をしていた帰り道で、この方が自転車で軽快に走っておられたので、すれ違いざまに挨拶をしたら、ニコニコと「こんにちは！」と大きな声で言ってくれました。

水素吸入開始1年後の脳シンチグラフィーでは、側頭葉の血流が改善していました。

長谷川式簡易知能評価スケールは20／30で点数的には進行はなく、同じレベルを保ちました。

決して脳血流さえ良くなれば認知症が改善するわけではありませんが、今後さらに研究が進むことを期待したいと思います。

＊80歳　男性　不眠症

２０２２年３月から不眠のため近くのクリニックから出された睡眠剤を服用していましたが、まったく眠れないということで、同年5月に漢方薬を追加されました。それでも眠れないために２０２３年６月当院を受診しました。栄養解析を行った結果、ビタミンB系の不足が判明したため栄養療法を開始。

写真23-4　水素療法施術後の患者さん
(ChatGTP4o)

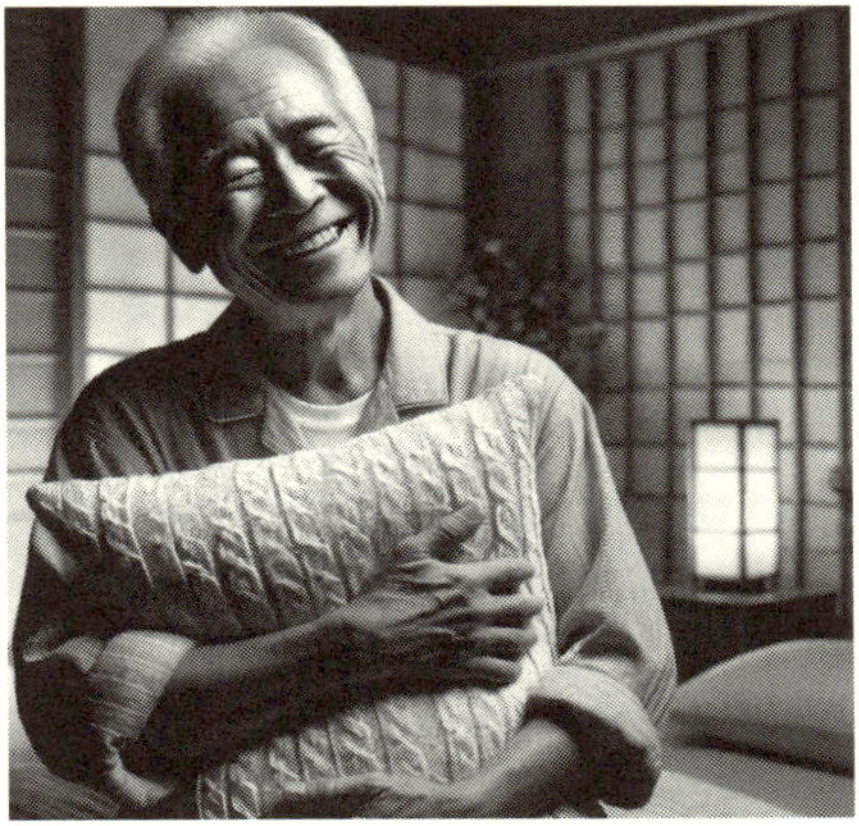

それでも不眠は改善されず、水素吸入を同年８月から週１回ペースで開始しました。同時に水素サプリの投与も開始。

この結果、２０２３年10月10日、水素ガス吸入６回目でようやく吸入中に30分程度眠れるようになりました。２０２３年10月25日、８回目の吸入時期のころには明け方になれば眠れるようになりました。さらに２０２３年11月

14日、10回目を迎えたころにはよく眠れるようになり、体調も改善してきました。

このあと、夫婦で久しぶりに1泊バス旅行に出掛けられたとのことです。

さらにそのあと、グランドゴルフやゴルフコンペにも行けるようになったそうです。

奥さまからは「こんな日が来るとは思わなかった」と言われ、のちにご本人から感謝の手紙までいただきました。

その手紙には、孫から「おじいちゃん、最近とても元気になって笑顔で接してくれるから嬉しい」と言われたと書いてありました。

＊3歳　女児　アトピー性皮膚炎

この女の子には重度のアトピー性皮膚炎がありましたが、母親がステロイドなどの薬を使うことを希望しませんでした。そのため、水素吸入を毎日1時間、1週間行いました。

この結果、巻末口絵の写真23-5のように見事に改善しました。母親の希望があったので、もちろん薬は一切使用していません（これは私とつながりのある東京・

写真23-6

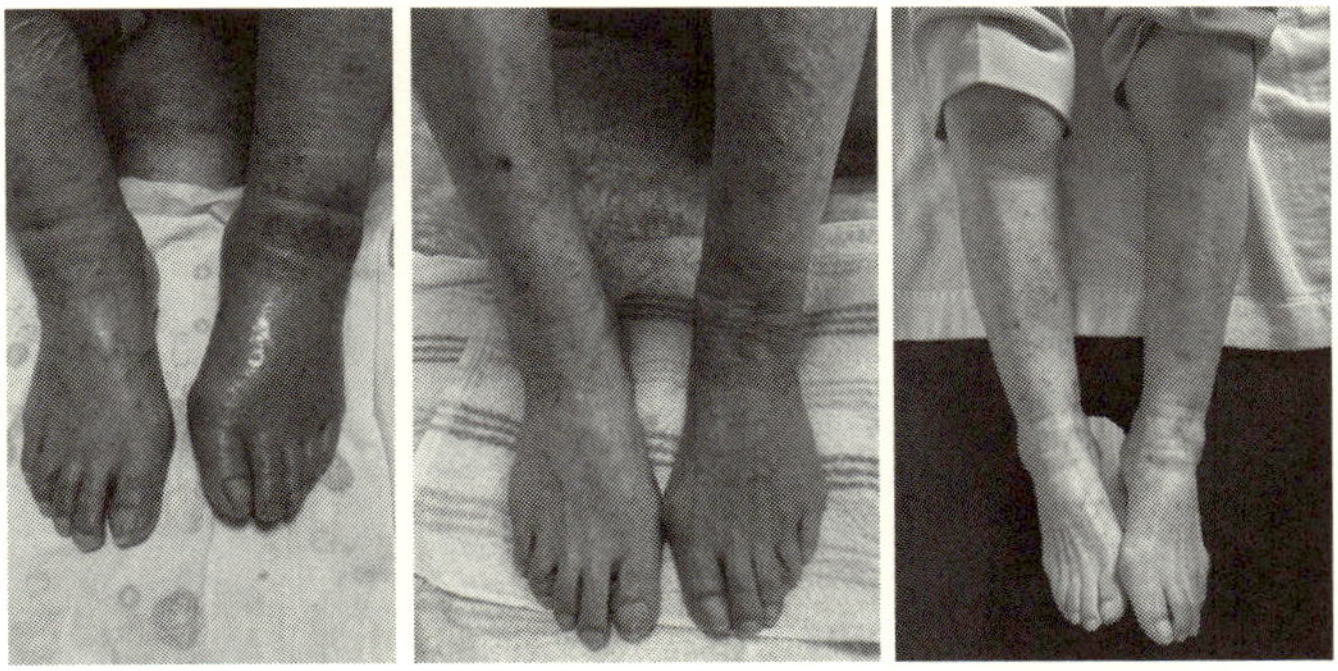

左が来院時の脚の状態。かなり酷い。真ん中がアインプロス点滴後の状態。まだ強いかゆみが残っていた。右がアインプロス点滴と水素吸入を併用し、1ヶ月後の診察時の写真。腫れもかゆみもなくなったという

世田谷区の上野毛にある上野歯科医院の症例です)。

＊90歳　女性　下腿浮腫　掻痒《そうよう》感

この患者さんは初診時、下腿浮腫(脚がむくんだ状態)が酷く、歩くこともままならず、娘さんたちに両脇を抱えられて来院されました。

アインプロス(内因性生体微粒子、第25項参照)点滴でかなり下腿浮腫は改善しました(写真23-6中央)が、かゆみが酷く夜も眠れないとおっしゃいました。

このため血流改善や抗アレルギー作用を期待して水素吸入を追加しました。

その結果一日もしないうちにかゆみが

改善しよく眠れるようになったと言われました。写真23－6右のように脚はきれいになり、かゆみも消え、ひとりで歩けるようになりました。

＊46歳　女性　気管支喘息

この患者さんは、毎年春先や秋になると喘息発作を繰り返していました。内服薬を服用し吸入薬も使用していましたが、なかなか症状のコントロールができていませんでした。仕事は忙しく、水素吸入をしに来院する時間の確保もかなり難しい方でした。

そのため時間を気にしなくてもよい水素サプリを勧めました。水素サプリ服用を開始してから2週間ほど経過したところ「先生、喘息の薬がなくてもよくなりました」との報告が届きました。

＊58歳　女性　子宮頸がん末期

この方はすでにがんが全身に転移し、痛みとの戦いの段階にありました。そこで、水素吸入器で毎日3時間吸入をしたところ、痛みが軽減し、痛み止めの麻薬を使用する必要がなくなりました。残念ながら亡くなられましたが、最後は苦しまずに亡くなったとの報告を受けました。

＊82歳　男性　大腸がん遠隔転移

こちらの患者さんは大腸がんが見つかり、手術はできたものの肝臓に2ヶ所、左肺に1ヶ所の転移巣が見つかりました。その後、胃にも転移していることが判明しましたが、水素吸入を週に2回、1回1時間のペースで始めたところ、半年後には転移巣は縮小していました。その後2年経過していますが、いつもにこやかに同じペースで吸入に通っておられます。

＊1歳　男児　不明熱

この男の子は毎日38・5度以上の発熱が続き、大学病院で骨髄生検までして徹底的に精査しましたが原因が判りませんでした。白血病の疑いもあると言われ、その後、半年近くも高熱が続いたため、水素サプリを7日間投与しました。その結果、発熱は37・5度前後にまで下がりました。

現在3歳になりましたが、とても元気で、少し平熱が高い子という認識で毎日保育園に通っています。

＊21歳　男性　繰り返すけいれん発作

この方は、週に1～2回は全身けいれんを繰り返していました。元々幼児期に発症する難治性のてんかんであるレノックス・ガストー症候群がありましたが、水素吸入を行うようになってからは発作回数が2週間に1回程度に減少しました。

＊82歳　男性　パーキンソン病

この患者さんは表情が固まってしまう仮面様顔貌でまったく表情がありませんでしたが、水素吸入を行うと帰り際にだけですが、ニコッと笑うようになりました。

＊29歳女性　若年型ミオクローヌスてんかん（思春期に発症するてんかんの一種）

よく、全身けいれんを起こし頻繁に救急搬送されている方ですが、たまたま当院の待合室で発作が起こりました。このためけいれんの処置を行いながら水素吸入を行ったところ、いつもは回復に15分はかかっていたそうですが、5分で回復しました。しかも発作後は必ず頭痛を訴えるのですが、それもほとんどありませんでした。

＊47歳男性　男性機能の低下　倦怠感

この方は倦怠感があり、そのことを改善したいという目的で毎週1回1時間の水素吸入に通われています。

吸入開始後、どんどん顔色が良くなり、幸せそうなお顔になっていかれました。ある日「先生、男性機能が回復して、妻とも仲良くなっています。もう本当にありがたいです」と報告してくれました。

じつはこの方だけではなく、ほかにも同様の症例は複数あります。これは水素の血流改善作用がヒットしたのではないかと考えられます。

一方でこれだけ効果的だった例があるにもかかわらず、水素療法には残念ながら副反応報告例も散見されます。以下、記します。

＊17歳　男子　頭痛

この少年は水素吸入が、長時間ですが3時間に達すると頭痛が起こりました。頭痛が起こると同時に水素吸入を中止し、しばらく経つと頭痛は改善されました。彼は元々血圧が低かったようでした。

それで、水素吸入時間を1時間にすることでこの問題は解決しました。

つまり、元々血圧が低めの人に2時間、3時間という長時間の水素吸入は注意を要するということだと思います。

＊52歳　女性　頭痛　咳

この方もやはり低血圧があり、飲酒後に水素吸入すると頭痛が出ました。加えて咳が止まらなくなったと言います。

そこで水素吸入時間を30分に短縮したところ、頭痛も咳も改善されました。

＊62歳　男性　全身倦怠感……高血圧で降圧剤を服用中

この方は長時間水素を吸うと血圧が下がりすぎ、全身倦怠感が出現していました。

水素によるリラックス効果などによる血圧低下が考えられたので、降圧剤を中止することで解決しました。その後も降圧剤は使用していません。現在は血圧110／60くらいをキープしています。

＊50歳男性　複視（ものが二重に見える）

極度の緊張状態が続く仕事をしている方です。水素吸入を行ったところ、左目がぼやけ、ものが二重に見えるようになったそうです。しかし2時間後には元に戻ったそうです。

これは極度の交感神経の興奮状態から水素吸入によって、急に副交感神経優位な状態になり眼球の血流が一時的に変化したり、一過性の血圧低下なども起こり生じた症状ではないかと想像します。水素の眼球や眼球を動かす筋肉や視神経への影響は今後の研究が待たれます。

これら副反応例から考えられることですが、もともと血圧が低い人は水素吸入でさらに血圧が低くなるため、長時間の吸入は控えたほうがいいようです。

一方血圧が高く、降圧剤服用中の人も水素吸入に関しては経過を観る必要があると考えられます。

水素吸入によって発生する咳については、水素による気道の乾燥が考えられるため、気管の弱い人は高流量の水素や長時間の吸入は避けたほうがいいと思われます。

以上のように、マイナス症例も少数あります。しかしながら、改善したという報告が数多く届いています。非常に省略した形になりましたが、田舎の小さな一診療所で水素療法を始めて、わずか2年ほどでこれだけの症例があるのです。

じつは肺活量が戻り、歌が歌いやすくなったなど、ほかにもあるのですが、水素療法についてたしかなことは、患者さん、あるいはそのご家族からお手紙をいただくなど、大変感謝されるということです。

私は循環器内科が専門ですが、血圧を下げる薬やコレステロールを下げる薬を出して感謝の手紙を受け取ったことなどは、当然ながら一度もありません。

しかし水素に関しては、まったく違います。これからもしっかりと水素療法を続け、患者さんとそのご家族の笑顔を増やしていきたいと思っています。

24 国際水素医科学研究会での報告
～赤木メソッドで末期がん5年生存率86%を超える～

毎年3月に東京大学で行われている、国際水素医科学研究会の最新水素研究ではいつも大変興味深い発表がなされています。

研究会の理事長である赤木純児先生の今年（２０２４年）の発表は、長年かけて考えぬかれた「赤木メソッド」により、ステージ４の末期がん患者さんの5年生存率が、なんと86・８％にまで達しているというものでした。

標準治療だけの場合であれば15・９％ですから、驚きの数字です。

詳細は前述した赤木先生の『もう怖がらないで！　がんに向き合う12の魔法』などを参考にしていただきたいのですが、簡単に紹介すると以下のようになります。

赤木先生は２０１３年ごろからステージ４の「がん難民」の方々と最後の戦いに挑まれました。

がん難民とはがんに対して手術もした、抗がん剤も使った、放射線治療等もしたけれど望んだ結果が得られず、「残念ながらもうあなたにできる治療はやり尽くしたので、自宅かホスピスなどで残った時間をすごしたほうがいい」と医師から勧められた方々のことです。

このがん難民の方々に赤木先生はまず温熱治療器であるハイパーサーミアと標準量より少ない低用量抗がん剤（以下ＨＬＣと表示）を使い、平均生存期間１５６日というデータを出されました（対象３２７名）。

次に、ＨＬＣ投与と水素吸入、それにノーベル賞受賞者の本庶佑《ほんじょたすく》教授が作ったオプジーボ投与を組み合わせた治療を行い、平均生存期間を３５１日と延ばしました（対象３４８名）。

さらにＨＬＣ投与と水素吸入、オプジーボ投与とヤーボイ[※1]（イピリムマブ）投与、加えて光免疫療法[※2]を施し、タヒボ[※3]飲用を促したところ、５年生存率が60％に達しました（対象２６６名）。

そして最終的に、ＨＬＣ投与と水素吸入、オプジーボとヤーボイという免疫チェックポイント阻害剤[※4]投与、光免疫療法を施し、ＩＬ6阻害剤[※5]とＣＴＣ[※6]で5年生存率が86・８％に達したという（対象１４９名）、赤木先生自身も驚かれた数字が出たのです。

これは全がん患者の5年生存率である66・2％を大きく上回るだけでなく、繰り返しますが、標準治療のみの末期がん患者の5年生存率15・9％からすると、驚異的な数字です。この赤木メソッドの報告に会場はざわめきました。

話は少し変わりますが、序や第13項で触れたように「免疫」には「キラーT細胞」が関わっています。大きく分けると、活性型キラーT細胞と抑制型キラーT細胞、それから疲弊型キラーT細胞になります。

活性型キラーT細胞はウイルスやがん細胞を直接攻撃し、破壊します。

抑制型キラーT細胞は免疫システムの「ブレーキ」のような役割を果たします。これらの細胞は、免疫反応が過剰にならないように調整し、免疫が自分自身の体を攻撃しないようにしています。つまり、免疫システムの暴走を防いでいるのです。

簡単に言うと、免疫システムは体を守るために働いていますが、ときには過剰に反応して自分の体を攻撃してしまうことがあります。この結果、起きるのが自己免疫疾患ですが、このブレーキのお陰で自己免疫疾患の発生を防ぐことができるのです。

疲弊型キラーT細胞は、長期間にわたる感染症やがん治療などで、過剰な刺激とダメージを受けつづけた結果、機能が低下した状態のキラーT細胞です。これにより、ウイルスやがん細胞を効果的に攻撃できなくなります。

がん細胞との過酷な戦いを経て、活性型キラーT細胞は疲弊型キラーT細胞に変化します。

その場合、疲弊型キラーT細胞は活性型キラーT細胞に二度と戻らないというのがこれまでの常識でした。ところが水素吸入を行うと疲弊型キラーT細胞が活性型キラーT細胞に戻り、再びがん細胞と戦ってくれるというデータも同学会で赤木先生によって示されました。

これらは本当に朗報中の朗報で、理屈からすれば、普段から水素を使っていれば、常に活性型キラーT細胞を温存でき、がん細胞から私たちを守ってくれることになります。したがって、水素で悪玉活性酸素を除去しつづけ、ミトコンドリアも元気に出来て、さらに活性型キラーT細胞を温存することで、がんは予防できるのではと私は考えています。

また同学会で、鳥取県のよろずクリニックの萬憲彰先生は、低酸素運動療法と高圧水素・酸素療法を駆使し、満足に動けなかったパーキンソン病の患者さんを次々と歩けるように改善している動画を2例も紹介されました（「はじめに」で触れた例も合わせると3例）。

低酸素運動療法は、酸素が少ない環境で運動を行う方法です。これにより、体が酸素を効率よく使うようになり、持久力やパフォーマンスが向上します。たとえば、高地でのトレーニングや、酸素濃度を低く設定した部屋での運動がこれにあたります。

高圧水素・酸素療法とは気圧を1・9気圧に上げた環境で一定時間水素と酸素の混合ガスを吸ってもらう療法で、普通の気圧で行うより、短時間に多くの効果が得られます。

このなかのひとり（動画の例で挙げられた方）のご婦人は、思うように歩けるようになった喜びのあまり飛び上がって喜びを表現されていました。そして表情豊かにスキップされていたのがとても印象的でした。

また、某国立大学のデータでしたが、水素発生のサプリを毎日1カプセルずつでも飲みつづけると、指先から活性酸素が測定できなくなり、服薬を止めると3〜4

日で再度測定ができるようになったというデータも提示され、大変興味深いものでした。

名古屋のセントラルアイクリニックの渥美一成先生は加齢によって目の中心部（黄斑）が障害され、視力が低下する加齢黄斑変性症の眼底写真を、水素吸入前と水素吸入後で比較され、これまた驚きの改善例を提示されていました（巻末口絵の写真24－1）。

同学会では、このほかにもタイのチェンマイ大学の教授からも、がんに対する放射線治療に水素吸入を加えたところ、副作用を低減し、効果があったことなど、非常に多くの報告があり、盛会のうちに研究会は終了しました。

※1　ヤーボイ：抗がん剤の一種、免疫チェックポイント阻害剤

※2　光免疫療法：がん細胞にだけ結合するタンパク質に光に反応する色素をつけて点滴をする。約1日で集まってきた薬剤がくっついたがん細胞にレーザーを当てて破壊する。人体に無害。頭頸部などのがんに使用する

※3　タヒボ：南米アマゾン川流域にある樹木でその成分に抗酸化作用などがあり、サプリ化されている。抗炎症作用、内臓脂肪蓄積抑制効果、骨吸収阻害作用がある

※4　免疫チェックポイント阻害剤：がん治療に使われる薬。通常、免疫システムには「チェックポイント」というブレーキがあり、これが免疫の過剰な反応を防いでいる。しかしながら、がん細胞はこのブレーキを利用して免疫から逃れる。免疫チェックポイント阻害剤は、このブレーキを解除することで、免疫システムががん細胞を見つけて攻撃

できるようにする。これにより、体の自然な防御機能を使ってがんと戦うことができる

※5　ＩＬ６阻害剤：免疫に関わる薬。リウマチなどに使用される。炎症マーカー

※6　ＣＴＣ：血中循環がん細胞を測定する検査（Circulating Tumor Cell）

25 未来の医療

さて、医療の進歩は日進月歩ですが、生成ＡＩの技術により、どんどん医師の仕事が効率化され、医師という人間の誤診あるいはヒューマンエラーを減らし、結果患者さんがその恩恵に与《あずか》るという流れになると思われます。

たとえば「ユビー」という症状検索エンジンでは、質問に答える形でクリックしていくだけで、ある程度の診断ができてしまいます（https://ubie.life/）。

また、京都大学と日本ＩＢＭなどは、難病の患者さん、家族や一般向けに、ＡＩを活用した情報照会アプリケーション「Rare Disease-Finder（RD-Finder）」を開発し、インターネット上に公開しています（https://rare-disease-finder.com/）。

膨大なデータを生成ＡＩが学習することで、診断支援、薬の相互作用、禁忌薬剤、病歴取得、論文の情報などを伝えてくれ、かなり的確な診療ができていくものと思

われます。

いまでも、胸部レントゲン写真のＡＩ読影などはほんの小さな、もしかしたら見逃すような陰影をがんと診断するなど素晴らしい力を発揮しており、とても助かります。たとえば、これによって肺がんを早く見つけ、早期のうちに治療ができれば、助かる命は確実に増えるわけです。

この胸部レントゲン写真の読影ＡＩには日本中の教授クラス、いわゆるプロ中のプロの目が入っており、普通は見逃してしまうかもしれないほどの小さな異常な影を確実に見つけ出すのです。

私の目で見ても、本当によくわかったなと思うほどの小さな影を見事に読影するので、逆に自分の目が信じられなくなるほどです。

そのほかにも内視鏡画像ＡＩ診断支援システムやＣＴ、ＭＲＩなどもすべてＡＩの診断支援が受けられますので、この分野の進歩はまさに目覚ましいものがあります。

さらに、ＡＩからＡＧＩ（汎用人工知能）に進化すると、信じがたいことが起こるとされています。

詳細は省きますが、ソフトバンクの孫正義さんはYouTubeで「ＡＩが金魚の脳だとするとＡＧＩは人間の脳だ」と言いきっています。しかもそれは数年でやってくると言われています。

いったいどんな世の中になるのでしょうか？

体調の悪いときに道を歩いていて、国中に設置された防犯カメラから「顔色が悪い」と判断されたら、スマホに「今日は体調いかがですか？　顔色が良くありませんよ」などとメッセージが届くのでしょうか？

はたまた、コンビニで買い物をしたら、「それはいまのあなたには塩分が多すぎますよ」とメッセージが来るのでしょうか？

すでにお気づきと思いますが、インターネットで「自動車」と検索すれば、しばらく自動車の広告ばかりが勝手にアップされてきます。「顕微鏡」と検索すれば、ずっと顕微鏡の広告が出てきます。これは私たちが常に「監視」され「誘導」されているということになりますので、良い面と悪い面があると思いますが、要はもうそんな社会になっているということです。

ところで「はじめに」と第23項で触れましたが、「アインプロス」という最新の医療技術を駆使した点滴（もしくは注射）をご存じでしたか？

現在のところは自由診療なので一般的ではありません。ＰＬ保険（医薬品類等は非常に審査が厳しく、安全性が相当高くないと入れない生産物賠償責任保険）に入れているというところが安心なのですが、この点滴も驚くような作用をするので、最近大変注目されています。

２０１９年に札幌医科大学で脊髄損傷の40代の男性患者に自身の幹細胞（体のさまざまな細胞に変化できる特別な細胞）を培養して投与したところ、麻痺していた手足が動き出したという話がニュースで紹介されましたが、大まかに言えばアインプロスはこの延長線上にあるものです。

アインプロスはドナーから提供を受けた幹細胞を原料とし、その幹細胞から分泌された物質を精製した製品ですが、先に述べたＰＬ保険に入れるほど安全性も高く、非常に高品質につくられています。

この点滴は、内因性生体微粒子等２０００種類以上の生理活性物質（生体内のさまざまな生理活動を調節したり、影響を与えたり、活性化したりする化学物質の総称。ホルモンや神経伝達物質などを指す）を含み、それらの作用が細胞に働きかけることにより、組織の炎症を抑え、それに伴い修復・再生を促すと言われています。

現在、東京の「シンクレア銀座クリニック」で約3000回を超える投与、全国の関連医療機関ではおよそ6000回を超える多くの投与がなされていますが、重大な副作用は報告されていません。

簡単に言うと、元々体のなかにある色々な作用を活発にさせ、炎症等で弱った部分を元の状態に近づけてくれるということになります。

そうすると、たとえばある方が脳梗塞になったとします。その方が標準治療に加えて先に述べた再灌流障害を抑制する水素を吸入しながら、アインプロスを点滴し、同時に自分の幹細胞を培養し、培養が完成する2週間後にそれを点滴をすれば、かなり脳梗塞による麻痺などは改善するというのが未来の医療かもしれません――自分の幹細胞を取り出して培養するためには2週間かかると言われていますが、すでに変形性膝関節症などではどんどんこの技術が取り入れられており、改善例が報告されています。

いままで当院で点滴を行った症例では五十肩やぎっくり腰がすぐに改善したり、階段から落ちてあちこち全身打撲があった方の痛みがすぐに消えたりと、驚くべき効果を発揮しています。

また網膜にも良い作用があり、ほとんどの人は「目がクッキリとよく見えるようになった」とおっしゃいます。

さらに、第23項でも紹介した90歳の女性の場合は、毎月アインプロスの点滴をされているのですが、とても若々しくなられています。

このほかにも詳細はシンクレア銀座クリニックのＨＰ（https://s-gc.jp/）を参照いただければと思いますが、糖尿病性末梢神経障害やウイルス感染後遺症、膝関節痛などの紹介映像等を見ると本当に驚いてしまいます。

個人情報保護の観点から多くは言えませんが、格闘技関係の選手やプロの歌手の方などもこの治療を受けておられ、海外からもかなり脚光を浴びています。

まだまだ研究を重ねていかないといけない分野でもありますが、すでにこのような治療方法があることもお伝えしたいと思います。

26 「腸」こそがすべて

前項で未来の医療について述べましたが、語りだせば尽きない夢のような近未来です。しかしながらいくら科学技術が進歩しても、いくら良い薬やサプリがあっても、基本に返って私は「腸」こそが一番大切だと思っています。

さまざまなものを吸収する基である腸が丈夫でなければ、人間の体は本来のパフォーマンスを発揮できないからです。

私は「腸内フローラ臨床移植研究会」にも所属していますが、同会ではいかに腸内細菌が大切かをつねに勉強させていただいています。

ちなみに、腸内フローラとは腸内細菌叢《ちょうないさいきんそう》のことで、腸内に棲息するさまざまな腸内細菌たちの姿がお花畑を連想させる様子から、そのように呼ばれています。

昔から「腹を割って話そう」「腹に力を入れろ」「腹が立つ」「腹のなかは真っ黒だ」など「腹」にまつわる言葉も多いので面白いのですが、「腹が減っては戦《いくさ》ができぬ」の通り、「腹」は本当に大切です。

その腹のなかの腸には腸内細菌が１００兆個以上もあるとされています。

そして、なんとその総重量は１・５～２kgもあると言われています。

善玉菌・悪玉菌・日和見菌があり、これらのバランスが大切とされています。もしバランスが崩れると、下痢をしたり、便秘をしたりと消化吸収不良を起こすことになります。

消化吸収がうまくいかないと、力が出ません。動くことも考えることも、何をするにもそのパフォーマンスは落ちてしまいます。

逆に腸の調子が良ければ、体調も良くなりすべてのパフォーマンスは上昇します。同じ24時間を過ごすのであれば、体調よく機嫌よく過ごしたほうがよいですよね。

ところでヒドラという腸だけで生きている動物はご存知でしょうか？　体長１㎝ほどの小さな無脊椎動物ですが、切っても切っても再生する不思議な生き物です。筒状の体を持ち、先端に口があり、その周りに触手が生えています。ヒドラの体内には腸しかなく、脳やほかの臓器はありません。しかも地球上で唯一不死と言われています。

つまり腸だけで永遠に生きる不思議な生き物がいるのです。

ただそんなヒドラにも腸内細菌がいます。いったいどんな腸内細菌がいるのか興味がわいてきませんか？　地球で唯一不死の生き物の腸内細菌ですから、研究者でなくても少しは気になりますよね。

ではそのヒドラの腸内細菌を人間に移植したら……と想像する人がいても不思議

ではないでしょう。

このように研究者たちも色々と想像して試行錯誤をしていくのですが、そもそも便移植（腸内フローラ移植〔ＦＭＴ = Fecal Microbiota Transplantation〕）はどのように始まったかを少し説明します。

ＦＭＴのアイデアは、腸内の微生物が健康に大きな影響を与えることがわかってきたことから生まれています。とくに、再発性のクロストリジウム・ディフィシル感染症（抗生物質の使用によって腸内の細菌バランスが崩れ、クロストリジウム・ディフィシルという細菌が増殖して腸に炎症を引き起こす病気）に対する治療法として注目されました。

最初にＦＭＴを発案した研究者たちは、健康な人の腸内細菌を移植することで、患者の腸内環境を改善し、病気を治療できるのではないかと考えました。

具体的には、健康な人の便を生理食塩水で溶かし、ろ過してから患者の腸に移植する方法が試されました。

この方法は、腸内フローラのバランスを整えることで、腸の健康を取り戻し、さまざまな疾患の治療に役立つ可能性があるとされ、再発性のクロストリジウム・ディフィシル感染症に対する治療法として注目されました。

実際にこの患者に対してＦＭＴを行うと、劇的に改善することが多いと言われています。

現在、腸内フローラ移植臨床研究会が行っているＦＭＴの場合、この生理食塩水に「ナノバブル水」という水素を電子で閉じ込めた特殊な水を使って移植を行っており、さまざまな結果を出しています。

じつは私もＦＭＴを受けた患者のひとりなのですが、大げさに言えば人生が変わりました。

２０１８年に私はある病気になり、抗生剤を連日点滴で投与されました。その結果、連日下痢が続くようになり、どんな薬を飲んでも治りませんでした。

医者のくせに自分の下痢を治せないのです。容赦なく毎日毎日下痢が続くことで、体力も気力も落ちていきました。

そんなことが続き、半年ほど経ったころにたまたまＦＭＴのことを知り、思い切って移植を受けたのです。

そうするとなんともう、次の日から便が形を作りだし、三日目にはもう立派な便が出はじめたのです。いやいやこれは、たまたまいまだけで、どうせまた下痢をするだろうと、にわかには信じられない思いでいました。ところが1週間経っても1ヶ月経ってもとてもいい便が出るではありませんか。

あぁなんてありがたいんだと思いました。当然体力も気力も次第に戻ってきて、私は生まれ変わったように思いました。まさに人生が変わったのです。

私はこの貴重な体験をほぼ毎年腸内フローラ移植臨床研究会の学会でお伝えしていますが、ただこのような下痢の話だけではなく、自閉症患者にも効果が確認されたり、潰瘍性大腸炎、クローン病、過敏性腸症候群、小腸内細菌異常増殖症（ＳＩＢＯ）なども改善したという報告が次々と出てきています。

まだまだこれからの研究が必要な分野ですが、実際に恩恵に与った身としては、今後さらなる発展を期待しています。

ことほど左様に腸も本当に大切です。

何をやってもしんどいとか、体調不良があれば、一度消化吸収能力は大丈夫かどうかをしっかり調べたほうがよいと思います。

たとえば、胃にピロリ菌がいたら、ピロリ菌はアンモニアを産生するので胃の中のピロリ菌の周囲はアルカリ性になってしまいます。そうすると殺菌作用や消化機能がうまく働かなくなり、エネルギー不足を起こします。

エネルギー不足が起こると当然しんどくなり、緊張状態になります。緊張状態は即ち交感神経優位ですから、一日中身体が戦闘モードになり、さらに疲れてきます。「しんどい」の悪循環ですね。

胃の調子が悪いからといって、胃酸を強制的に抑える薬を飲みつづけると、これと同じようなことが起こり、認知症の原因にもなると言われています。どうしても必要な場合を除き、不自然な体内環境となる薬はなるべく長期間は使わないほうが良いかなと思います。

さて話を水素に戻しますと、じつは私たちの腸内でも水素が発生していることがわかっています。

ヒト腸内ではクロストリジウム・コッコイデス（Clostridium coccoides）などの腸内細菌が水素を発生させ、悪玉活性酸素を除去してくれているといいます。

しかし加齢とともにクロストリジウム・コッコイデスの数は減少し、その結果、悪玉活性酸素が増えて病気や老化を促進すると言われています。

理化学研究所イノベーション推進センターの倉川らは、年齢によって腸内のクロストリジウム・コッコイデスのグループの多様性が変化し、とくに高齢者ではその多様性が減少すると述べています[*35]（２０１５年）。

逆にこれを解決すれば、病気が減って、元気になり、健康寿命も長くなることが予測できます。

その解決策のひとつとして腸内で水素を発生する水素サプリがあります（詳しくは第28項を参照）。もうひとつの方策として腸内フローラ移植がありますが、これは高額な医療費が必要ですから、残念ながら現段階では簡単には利用できません。

そうすると水素サプリは、かなりリーズナブルで現実的な選択なのではないでしょうか。

27 上咽頭も健康維持のキモ

私たちの健康管理に大切な「上咽頭」について述べておきます。

未来の医療ではなくすでに現代の医療なのですが、ＥＡＴまたはＢスポット療法と呼ばれる「上咽頭擦過治療」が注目されています。

これは「慢性上咽頭炎」という鼻の奥にある喉の上の部分に炎症が起こることによって種々の体調不良を起こす病気に対する治療法です。

コロナもインフルエンザも普通の風邪も、まずこの上咽頭に感染してから全身に拡がっていきます。つまりこの上咽頭は「川」でいえば「上流」になります。

イメージですが、川の上流が汚れると中流や下流にも影響が出るように、人間の身体の上流である上咽頭にトラブルがあると、思いもかけない病気になってしまう可能性があるのです。

人は1日に約2万回呼吸していると言われています。つまり2万回、この上咽頭に埃《ほこり》や細菌、ウイルスや花粉などが当たっているのです。

上咽頭は絨毛上皮《じゅうもうじょうひ》といって、じつは免疫器官そのものですので、ここでは絶えずウイルスや細菌との戦いが繰りひろげられています。

ところがこの戦いが長く続いてしまうと、上咽頭から絶えず炎症性物質が身体中にばらまかれることになります。

つまり、身体の大切な場所で火が燻《くすぶ》って、身体に良くない煙をずーっと少しずつ

**図版27-1　上咽頭の位置（上）と
慢性上咽頭炎が起こす数々の疾病（下）**

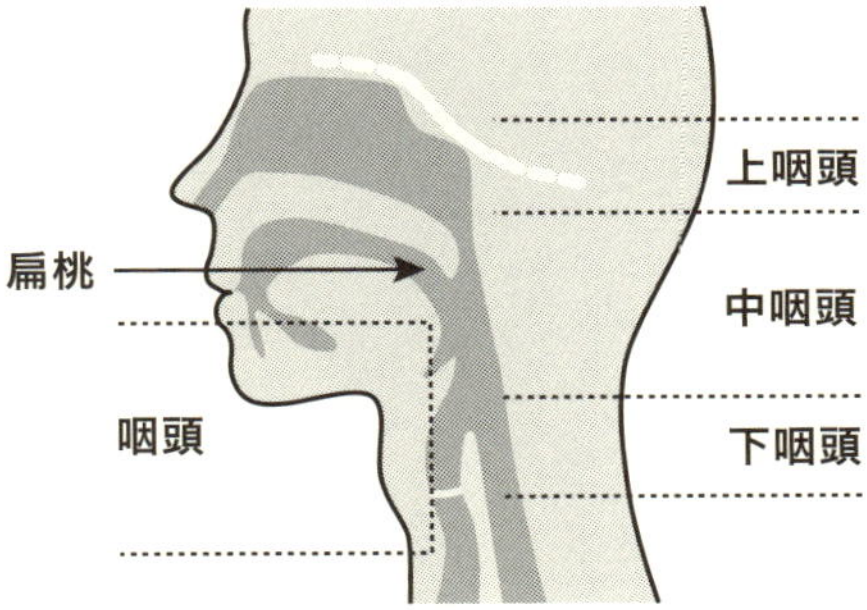

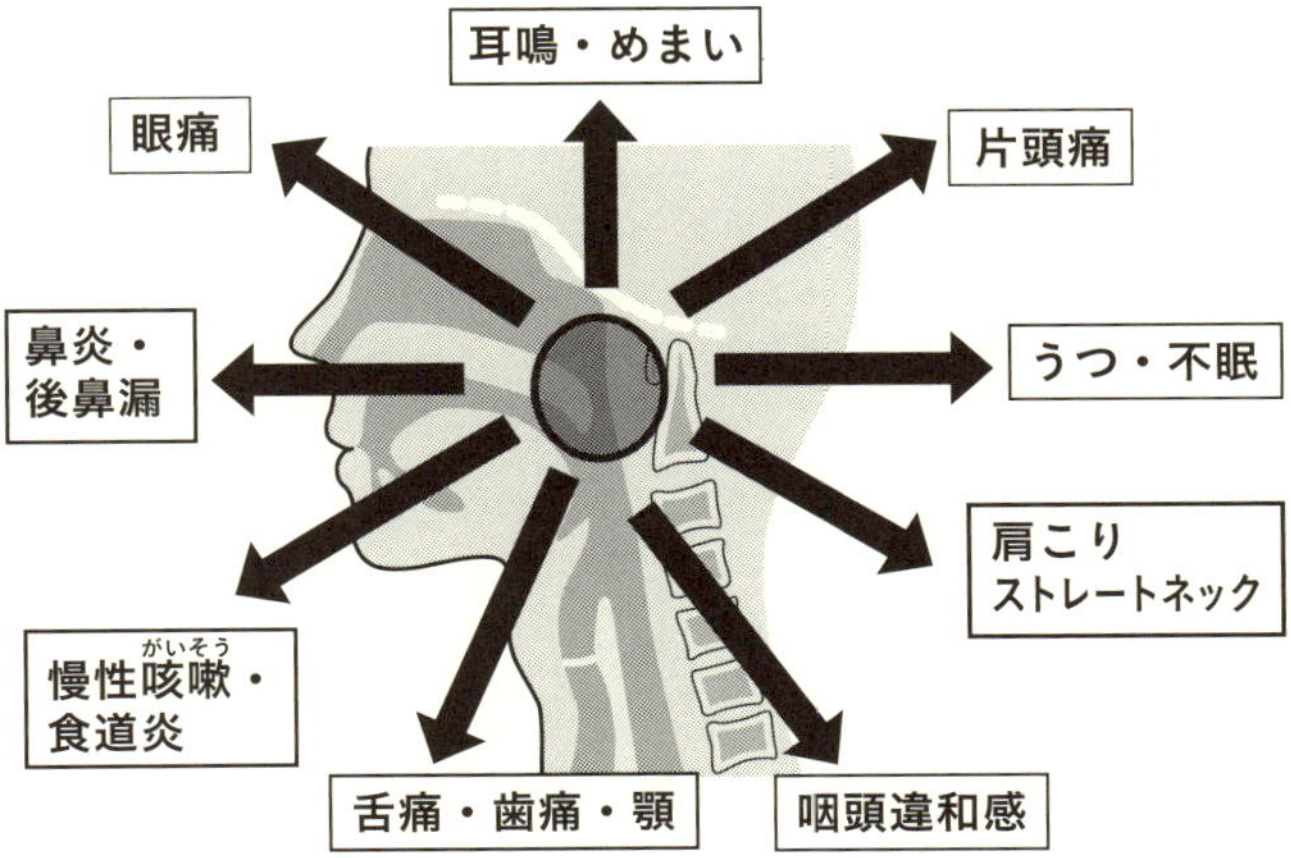

（日本病巣疾患研究会HP）

出し続けていると言えばよいでしょうか。

この結果、手が荒れたり、腎臓がダメージを受けてたんぱく尿が出たり、湿疹や蕁麻疹《じんましん》など図版27-1のような症状も起きたりしますし、コロナ後遺症の原因のひとつにもなっています。

またHPVワクチン（子宮頸がんワクチン）による後遺症も、慢性上咽頭炎を治療した結果、軽快したという報告もあります。

慢性上咽頭炎は、病気の巣と書いて「病巣疾患」なのですが、じつは「歯周病」もかなりの病巣疾患です。皆さんには定期的に必ず歯医者さんに、検診を兼ねて歯の掃除に行っていただきたいと思います。

慢性上咽頭炎については、仙台市・堀田修クリニックの堀田修先生が『つらい不調が続いたら　慢性上咽頭炎を治しなさい』（あさ出版）という本を出されています。この本を一読くだされば、理解が深まると思います。

当院でも毎日、上咽頭擦過治療を行っていますが、掌蹠脳胞症《しょうせきのうほうしょう》という手のひらがカサカサになる難病も、鼻の奥をきれいにすれば快方に向かい、手のひらも見事にきれいになります。また、最近は心房細動などの不整脈もＥＡＴで改善する症例が増えています。これについては研究を重ねていこうと考えています。

ただEATは痛みを伴います。痛みに弱い方はうがいに加えて普段から「鼻うがい」を続けることをお勧めします。

鼻うがいで日常的に上咽頭を洗っておけば、かなり上咽頭炎は防ぐことができます。鼻うがいは痛いと思っている方が多いようですが、決して痛くはありません。

自分の鼻水が鼻のなかに在っても痛くありませんが、これは自分の鼻水が身体の塩分濃度と同じだからです。つまり、生体の塩分濃度に合わせたきれいな溶液で鼻うがいをすれば痛みはまったくないのです。

しかしたまに鼻うがいで中耳炎になってしまう方もおられます。

これは鼻腔と中耳をつなぐ耳管（ユースタキオ管）を通じて液体や細菌が中耳に流れ込む場合に起こります。人によって耳管の角度や大きさが異なるため、鼻うがいを行った際に液体が中耳に入りやすい人もいます。したがって、あまり強い力での鼻うがいはお勧めできません。鼻うがいをするときはそーっとやさしく行ってくださいね。

また鼻うがいは「鼻」を洗っているのではなく、普通のうがいでは洗えない「上咽頭」を洗うのが目的です。その点もお忘れないように。

鼻うがいは効果的です。それに加えて私は水素吸入にも期待しています。というのも、免疫器官そのものである上咽頭に水素が直接当たることにより、抗炎症作用とともに免疫力が向上し、コロナ後遺症も含め、慢性上咽頭炎に関わるあらゆる病気の改善に好影響を与えると考えられるからです。これについては、今後も研究を続けていこうと思っています。

28 某国立大学開発の水素サプリについて

２０２３年初頭、某国立大学の研究機関が水素サプリ（シリコン製剤）を世に出しました[*36]（これについては「はじめに」でも少し触れました）。

シリコンを原料として作るシリコン製剤はpH７～９の中性からアルカリ環境下で水と反応して水素を発生するそうです。

しかも水素サプリ３個（１g）を服用すれば、24時間で８００mℓ／g以上の水素を発生するそうです（水素水22ℓ以上に相当）。

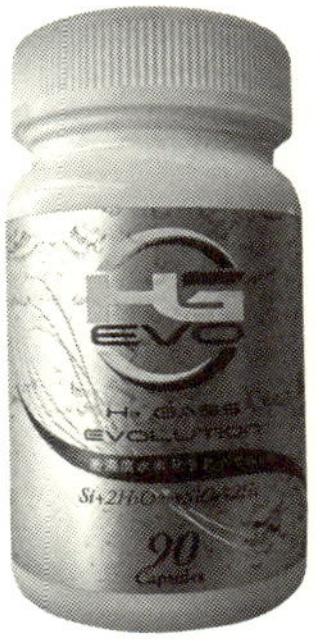

写真28-1 効力を期待できる水素サプリ「H_2 GASS EVOLUTION」

これは、いつでもどこでも水素の恩恵にあずかれるという非常に画期的なありがたい話で、図版28－1に示したような疾病に効果が確認されたと説明されています。

シリコンというと、形成外科等で使うシリコンを思い浮かべるかもしれませんが、あれはシリコーンです。シリコーンはシリコンとほかの物質を含有する化合物のことで、ゴムやオイル、パウダーなどの色々な形態を持ちます。一方シリコンはケイ素（Si）のことで単体物質を指します。

某国立大学の研究機関はこのシリコンを加工し、シリコン製剤を作ったのです。シリコンに害はなく、シリコン製剤は水素だけを発生し、体内には吸収されることなく排出されます。

これを使った方の感想は水素吸入ほど強烈ではありませんが、「朝、だるさがなくなり起きられるようになった」「喘息の薬が要らなくなった」「体の動きがぎこちな

図版28-1　酸化ストレスで起こる種々の疾病と老化

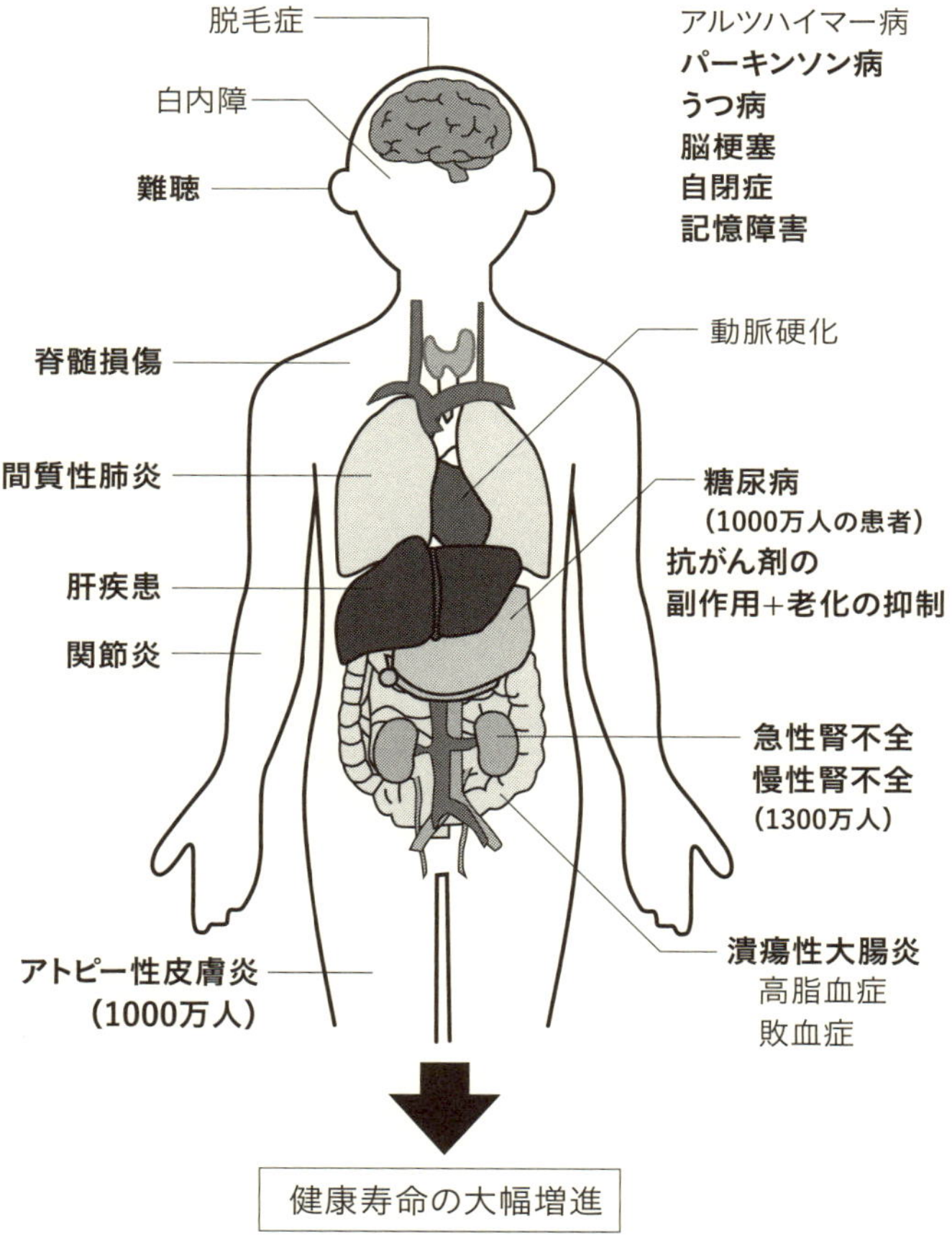

太字は某国立大学研究機関や獣医による動物実験等で
シリコン製剤の医薬効果が確認された疾患

かったのがよく動くようになった」などです。

また悪玉活性酸素を測定できる機械があるのですが、毎日このカプセルをひとつ飲むだけで、服用開始から3日目でこの機械によっても悪玉活性酸素を測定できなくなったという報告がありますので、頼もしい限りです。

当院では、忙しくてなかなか水素吸入に来られない方や、水素吸入に加えて、もっと水素の効力を借りたい方たち（がん患者さんなど）が服用されています。

いまのところ値段は90カプセル入りのものが1万5000円ですので、毎日1カプセル服用すると、1日167円ほどのコストがかかります。

29 水素吸入器の選び方

昨今、水素吸入が健康維持に良いとか、病気が良化したなどの実例が増え、ビジネスチャンスとばかりに水素吸入器の種類もかなりの勢いで増えています。

しかしながら、水素発生量や価格もさまざまで、購入やレンタルとなると、どこのメーカーを選べばいいのか？と迷われると思います。

水素は普通「イオン交換膜」を使って発生させていますが、水素吸入器のメーカーのなかには工業用の「イオン交換膜」を使用している場合があることはすでに触れました。

工業用の物は水素以外の有益でないガスも発生させてしまいます。試しに販売店ではなく、直接イオン交換膜の製造会社に人が吸入しても問題ないか問い合わせてみたところ、「その製品は工業用ですので人体には使用しないように」との回答がありました。

もし、インターネット等で比較的安価な水素ガス吸入器の購入を検討されている場合は、必ず「イオン交換膜は工業用ではなく人体用の物を使っているか?」と販売側に確認してから購入してください。もしこの段階できっちりとした説明がないなら、その業者は信用できません。水素吸入は体のなかに水素を入れます。安全第一ですので、信頼のおけるメーカーの製品を購入（もしくはレンタル）してください。

じつは当院の関係者の知り合いが「水素吸入は体に良い」という話を耳にし、安価な水素発生器を購入してしまいました。あとの祭りで、「右手が痺れだした」「背中が痛くなって病院に駆け込んだ」という大変残念な報告がありました。

また水素発生量が多ければ良いというわけでもありません。適量は３００㎖／分からと言われていますが、いまのところ上限は８００㎖～１３００㎖／分くらいまでが適量と思われます。

あまりに水素発生量が多いと、息が苦しいといった症状や、機械から水が噴き出して壊れてしまったなどの事故もあるようです。

また、日常的に使用する場合は、とくに気管の弱い方などは、流量の多いタイプを使うと、気管支が乾燥状態に晒《さら》されてしまい咳が出る場合もあります。

多くの水素吸入器が、流行に乗って次々と発売されていますが、健康被害が出ない物を使いたいですね。

またなかには、他社の製品がや

写真29-1　精製水から水素を発生させる水素吸入器

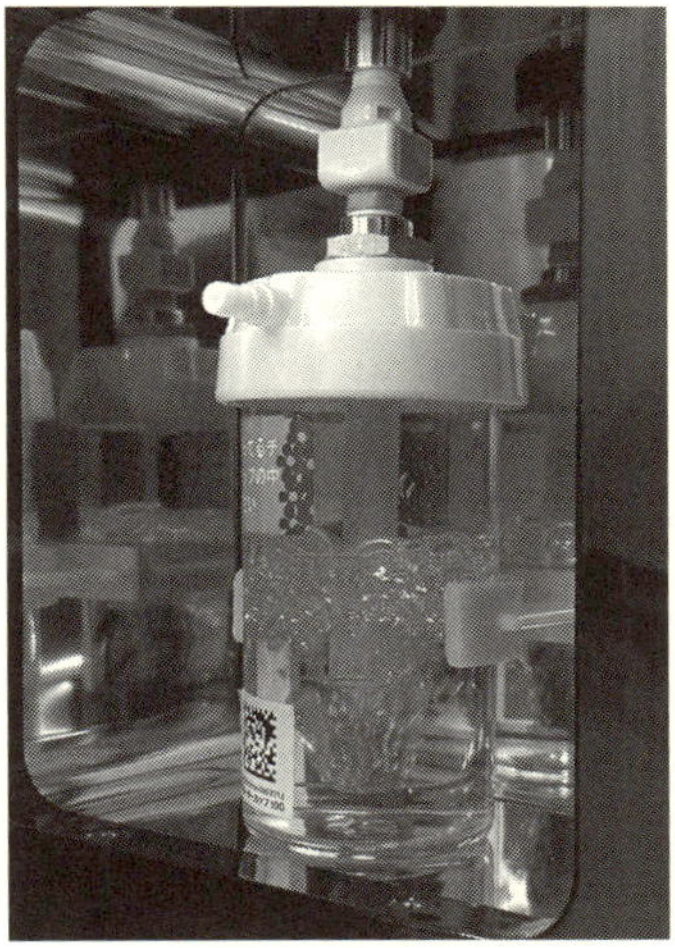

たらと「爆発」するなどと脅かして、あたかも自社製品は安全であるとDMを送ってくる業者もいるそうです。水素業界全体を考えると大変残念な思いがします。

ちなみに実際、消費者庁に問い合わせてみると、いまのところ水素吸入器の爆発事例は報告がないとの返答がありました。なんでも確認は必要ですね。

最後にもうひとつ触れておきたいことがあります。水素を発生させる元となる「精製水」ですが、高精度なろ過処理が行われている、指定されたものをきちんと使用するのが大切です。普通の精製水を使って機械に不具合が出たという事例もあるようですのでメーカー指定以外の精製水を使用する場合は、必ず使用前にメーカーに確認しましょう。せっかく健康になるための水素吸入なのに、それで健康を害してしまっては元も子もありませんから。

以上の点を踏まえて水素吸入器を選定されるのが安心であると、私は考えています。

水素吸入器選択のポイント

・イオン交換膜は人体に使用しても安全な物かを確認する。

・単に水素発生量と価格だけで選ばない。それぞれ適切なものがある。
・精製水は必ずメーカー指定のものを使用する。どうしても指定のもの以外を使いたいなら、使用前にメーカーに確認する。

30 脳内ホルモンと水素

「はじめに」と第24項で水素吸入療法によってパーキンソン病が改善した例を紹介しました。

パーキンソン病は大脳の黒質（脳の中脳に位置し、ドーパミンを分泌する神経細胞が集まった部分）から分泌されるドーパミンが20％を下回ると症状が出るとされています。

ではなぜ脳内ホルモンであるドーパミンが減ってしまうのでしょうか？

その原因は少し難しい言葉になってしまいますが、ドーパミン作動性ニューロンの減少やレビー小体の形成、酸化ストレスとミトコンドリアの異常、遺伝的要因、炎症と免疫系の異常な活性化、腸内フローラの組成など、あらゆる説があります。

パーキンソン病の原因のなかのひとつである酸化ストレスとミトコンドリアの異常においては水素が活躍します。即ち水素が大脳の黒質と黒質のミトコンドリアにへばりついた悪玉活性酸素を除去することでドーパミンが分泌されるようになり、改善に結びついていると考えられているのです。

先のよろずクリニックでの改善例でも紹介しましたが、これはすごいことです。

簡単に言えば、水素吸入で脳内ホルモンのドーパミンが出て、パーキンソン病が改善する可能性があるということです――水素が直接ドーパミンを分泌させているわけではなく、神経保護作用による間接的な影響でドーパミンが分泌されます。

残念ながら現在のところ、水素とドーパミン、セロトニンやオキシトシンといった代表的な脳内の幸せホルモンとの関係を示す、人間を対象とした論文はほとんど見当たりません。

ただドーパミンについては、水素吸入のみならず、アルコールを飲むことで簡単に分泌されます。ほかに喫煙でも分泌されますし、何かに成功したり、試験に合格したりしたときにも分泌されます。

非常に表情の暗かった認知症の方々が、水素を吸われるとことごとく明るくなり、しかも穏やかな表情になるのは、もちろんドーパミン分泌の影響も大きいのですが、まだ論文等でエビデンスが提示されていないセロトニンやオキシトシンも分泌されているからではないかと推察しています。

もちろん、近い将来、先進的な研究者が人間を対象とした水素吸入とセロトニンとオキシトシン分泌の関係についての研究を行い、論文にしてくれないかと期待はしています。ただ、この水素吸入によって「明るく穏やかになる」という現象は、論より証拠ではありませんが、臨床医として素晴らしいことだと感じています。

31 幸せになるために

私のクリニックは内科がメインですが、私自身は産業医という、産業を縁の下で地味にサポートする仕事もしています。

あらゆる職種で50人以上の従業員がいる職場に出向いて、体調不良やうつなどが原因で休職したい人や、逆に体調が戻ったので復職をしたいという人の面談も行っています。

また毎月、複数企業の労働衛生安全委員会に出席し、病気や事故による怪我の予防や再発防止の講話も行います。つまり日本の産業を担っている貴重な人材の健康を心身ともにサポートするという仕事もしているのです。

私が出向いている工場では、多くの労働者は日勤と夜勤を繰り返していて、いわば毎週時差ボケ状態で疲労が蓄積しているケースが見受けられます。

日本には日勤・夜勤を繰り返している人が全労働者の約30％いると言われています。そもそも日本人は勤勉で、働くことが美徳とされ、あまり「遊び」に力を注ぎません。

生活のため、お金のため、家族のためにと身を粉にして働いているのが現状です。これでは、脳疲労やうつ状態となり、いつか心身に異常を来してしまいます。そして、その先には不幸にして自死に至るケースもあります。

実際、自死に至ってしまう人は年間2万人ほどいると言われますが、自殺未遂で救急搬送される数は5万件以上です（厚生労働省『令和3年版　自殺対策白書』）。

また、自殺を考えたことがあるという人は、じつに4人にひとりという調査結果が出ています。9歳以上の日本の人口から計算するとなんと約３０００万人となります（日本財団『第4回　自殺意識全国調査報告書』）。

自殺の原因で1番多いのが健康問題、2番目が経済・生活問題、3番目が家庭問題で、4番目に勤務問題となっています。

自殺という最悪の事態にまで至らなくても、実際には脳疲労からうつ状態やうつ病になって休職に追い込まれることがあります。

そして、初期の段階では意外に自覚症状のない場合があるのです。自分では大したことがないと思っていても、知らず知らずのうちに深刻な状態に陥っていく人が実は多いのです。

医師の立場からすると、がんと同じでもう少し早く検診——この場合は心療内科や精神科の診察や産業医への相談等——に行ってくれていれば、軽く済んだかもしれないと思うケースも多いのです。

これは本当に大切な話で、がんもうつも早期に見つかれば、命が助かるだけではなく、費やしてしまう時間もお金もまったく違ってくるのです。

日本人はとにかくまじめで、一生懸命仕事をします。その結果いつも自分のことはあと回しになります。しかも怖がりが多いのも事実です。「検査や診察にいくと、病気に罹患していることがわかってしまうから」と病院や医者に相談するのを避けてしまうのです。

日ごろ私たち医師がお世話になっている、三交代勤務をしている看護師さんたちもそうです。勤務上、仕方ないのですが、寝るべき時間に寝られず、体調不良を起こし、生理も不順となり、肌も荒れ、フラフラになっていることさえあります。

私が大学病院に勤務していたころ、血液内科に研修医として配属されたことがありました。毎日、白血病などで苦しむ患者さんたちを診るのですが、比較的若い患者さんが多く、看護師さんたちも親身になって、一生懸命看護をします。

しかも当時はすぐに亡くなられる方が多く、私たちも心がいたみ、やりきれない気持ちになっていたのです。そういう状態が繰り返されると、一生懸命働いていた看護師さんの一部は燃え尽きてしまい、辞めていかれました。職業上、致し方ないこととはいえ、一生懸命仕事をした結果、幸せからほど遠い状態となってしまう場合があるのです。

私自身も、寝不足や働きすぎからめまいや耳鳴り、左耳の突発性難聴になり、血圧も高くなりました。そのうえ酷い腰痛にもなり、廃人のようになっていた時期がありました。

「患者さんを治すはずの医師が、これでは自分が病人じゃないか、全然幸せじゃない。なんなんだ、これは？」という感じでした。

先の工場の労働者の方たちも、燃え尽きた看護師さんたちも、病気になってしまった私も、結局は自然界からいただいたこの体と心の取り扱いを間違ったから、不幸な状態になったとは言えないでしょうか。

社会では夜勤も必要ですし、大きな病院の医療従事者も生死をさまようような重症患者さんを放置して、「5時になったから帰ります」というわけにはいきません。介護施設では夜勤の介護担当の方がいないと、入所者はおむつも換えてもらえないのです。

こういった夜勤労働者や医療従事者がいなくなると、とたんに困ってしまいます。そういう社会の現実を考慮して、私は担当している企業の復職面談の際、まず日勤だけから始め徐々に体を慣らしていくようにアドバイスをするのですが、「早く夜勤をしないと生活ができない」という声もよく聞きます。

しかし、健康を損ねてしまっては元も子もありません。酷い場合は何もできなくなってしまいます。

難しいかもしれませんが、生活スタイルを変えて節約をしたり、親しい人に助けを求めるなど、なるべく早く夜勤をしなくても生活ができる環境をつくりあげてほしいと考えています。

さて、夜勤をなさっている方々から話は飛びますが、私がこれまでお会いした最高経営責任者、いわゆるCEOには共通点があります。

まず、夫婦仲が良い、家族を大切にする、健康に関する知識が豊富、よく寝てよく運動し、よく遊ぶ、そして繊細かつ大胆で判断力に優れ、絶えず人がどうすれば喜ぶかを考えています。そして自分の失敗談や恰好悪いことも平気で話をしてみんなを笑わせてくれます。

精神科医であり脳科学者である樺沢紫苑《かばさわしおん》先生によると、幸せとは端的に言えば「脳内の幸せホルモンが出ている状態だ」そうです。即ち、セロトニン、オキシトシン、ドーパミン、エンドロフィンといった脳内幸せホルモンが出ている状態で、人間は「幸せ」を感じるというのです。

「幸せになるためにはこれらの脳内ホルモンが出る状態を作ればよい」という樺沢理論です（『精神科医が見つけた　３つの幸福』〔飛鳥新社〕より）。

私はこのわかりやすい理論展開にとても納得しました。

そうすると先に述べたＣＥＯの方々は、じつはこれを毎日実行しているのだとわかります。

夫婦仲が良く、家族を大切にすると、「つながり、きずな、愛のホルモン」といわれるオキシトシンが出ます。

健康を意識し、元気であれば「心と健康のホルモン」のセロトニンが出ます。

人が喜べば自分も嬉しいので「成功と達成のホルモン」のドーパミンが出ます。

さてここで私が何を言いたいのかというと、パーキンソン病の方が改善したという話のときに、水素の作用でドーパミンがよく出るようになったと述べました。そこで説明したように、水素吸入によってドーパミンが出るということがわかっているのですが、やはり水素の効用で悪玉活性酸素も少なくなります。それによって健康な状態に近づけば、当然セロトニンも、健康ホルモンですから出てきます。

健康になれば、良好な人間関係も構築でき、人とのつながりが良好になり、つながりときずなのホルモンであるオキシトシンも出るであろうと私は推測しています。

先述したとおり残念ながら現在のところ、水素とセロトニン、オキシトシン分泌の関係性を扱った論文は見当たらないのですが、自分の臨床経験からまったく無関係ではないと思っています。

また先の樺沢先生の著書には、人に対して「ありがとう」と言うと、相手にはモルヒネの6倍以上の鎮痛効果を持つエンドロフィンという脳内麻薬、究極の脳内物質が出ると書かれています。

うちのクリニックでも「ありがとう」とよく言っていたスタッフは、周囲からの信頼も厚く、トラブルは皆無でした。言葉によってそういう良い脳内ホルモンが出るということがわかると「なるほど！」と納得してしまいます。

普段から何気ないことにも感謝の気持ちを持ち、それを言語化するというのは、人も自分も幸せになる、お金もかからない、非常に有効な手段というわけです。

このように体や脳の仕組みを知って、取り扱っていけば、自然界からいただいたあなたの体は長持ちし、心も安定し、幸せを感じることができるのではないでしょうか。

つまり健康を維持し、人とのつながりを大切にし、皆が良いほうに向かえば、自ずと毎日、幸せを感じられるのではないでしょうか。

生物にはホメオスターシスという連鎖がありますし、社会はお互いに助け合って成り立っているので、自分だけが良くてもハッピーな状況は生まれません。それゆえ「皆で」と記したわけです。

体に良いことがあれば、周りの人に教えてあげる。美味しいレストランや景色の良い所があれば教えてあげる。脇道から本線に入りたい車が出てきたら入れてあげる……などなど、なるべく人には親切にしてあげるのが良いと考えています。

長々と述べてきましたが、水素は健康という財産を手に入れるためのひとつの手段であり、結果的に幸せになり、それを維持するためのひとつの大きなアイテムだと思います。

水素療法はあくまで補助療法のひとつです。

健康に関心のある方は、体に良いとされることをたくさんやっておられると思います。

私は水素に対して、ショートケーキを作るときに最後に乗せるひと粒のイチゴのようなイメージを持っています。そのイチゴがなければショートケーキにはなり得ません。あなたの健康を育むための仕上げの一粒こそが水素であり、もしかしたら水素との出合いは大きな幸せをもたらすのではないかと考えています。

宇宙で一番多く分布し、宇宙で一番小さな分子H_2が、我々の体内にある37兆個の細胞を10万㎞の長さがあると言われる血管を通して隈なく駆け巡り、悪玉活性酸素という錆を落としてくれます。

なんとも壮大かつミクロな不思議を感じます。私たちもその〝宇宙〟を構成する物体の一部であることは間違いありません。

昨今よく耳にする「素粒子」の世界で言えば、すべてはつながっているそうです。水素は見えないところで大活躍してくれます。幸せになるためのレシピがあるとすれば、「水素」もあなたのレシピのひとつに加えてみてはいかがでしょうか？

きっと幸せのお手伝いをしてくれると思います。

おわりに

最後までお付き合いいただき、ありがとうございました。

いくら良いものでも、何をどう伝えるか、どのタイミングで伝えるかは、非常に難しいものです。

いまやどこでも見るようになったＡＥＤも早期段階ではなかなか理解してもらえなかったのと同じです。

しかし、もはや、「水素は効くの？」という段階ではないと思います。

この宇宙で一番小さな原子または分子がどれだけ人類に貢献してくれるのか……今後の展開も楽しみです。

水素で発電し、水素であらゆる交通機関が動き、水素で健康を保つという社会はもう目の前のような気がしています。

「論より証拠」という言葉の通り、数々の水素による疾病改善例も次々と出てきています。

そんななか、今度はあなたが水素を利用し、実感していただく番です。

西洋医学・東洋医学・分子栄養学・再生医療・タヒボなどに加え、水素療法を行えばあなたの健康はかなり高いレベルで維持できるのではないでしょうか。

最後になりましたが、水素療法を紹介してくださった萬憲彰先生と赤木純児先生、株式会社ワニ・プラスの佐藤俊彦社長、株式会社ヘリックスジャパンの有澤生晃《ありさわたかあき》会長と豊泉幸太氏そして執筆を応援してくれた妻・章子と息子・峻也に心から感謝いたします。

ありがとうございました。

2024年　晩秋

和久晋三

追記

本書執筆中に水素業界全体に大変貢献された株式会社ヘリックスジャパンの有澤生晃会長が逝去されました。大変残念に思います。

常々、「うちだけが良くてもだめです。水素業界全体が良くなって、みんなを元気にしないといけない」と大変広い視野で物事を見られていました。器が大きく、懐の深いまるで父親のような大きな存在でした。有澤会長が残されたものは大きく、小さな日本だけにとどまらず、必ず世界に水素療法は広がると思います。

「皆を良くしたい」「日本を良くしたい」という思いが強く、日本国内はもちろん、世界中の大学や研究機関を飛び回っておられました。自身は生活に必要なもの以外は一切持たず、義理堅く、情は深く、しかし眼光鋭く、物事を見極める判断力に長け、常に笑顔の絶えない方でした。巨星堕つとはまさにこのことであると思います。

先進医療に関わる私たち医師も、有澤会長の遺志を引き継ぐべく、多くの人たちの幸せに結びつくように日々研鑽を積むことがご供養になると考えています。

合掌。

参考文献

＊1 Sasaki, N., & 日本トリム．ＪＶＭ獣医畜産新報，69⑹，馬の非ステロイド系抗炎症薬誘発胃潰瘍に対する電解水素水飲水の予防効果，123-130，文永堂出版，２０１６．

＊2 Harman, D. (2006). Free radical theory of aging: An update. Annals of the New York Academy of Sciences, 1067(1), 10-21. https://doi.org/10.1196/annals.1354.003

＊3 Ohsawa, I et al. (2007). Hydrogen acts as a therapeutic antioxidant by selectively reducing cytotoxic oxygen radicals. Nature Medicine, 13(6), 688-694. https://doi.org/10.1038/nm1577

＊4 Bagnardi, V et al. British Journal of Cancer, 112(3), Alcohol consumption and site-specific cancer risk: A comprehensive dose-response meta-analysis, 580-593. Nature Publishing Group, 2015.

＊5 Biddinger, K. J et al. JAMA Network Open, 5(3), Association of habitual alcohol intake with risk of cardiovascular disease, e223849. American Medical Association, 2022.

＊6 Topiwala, A et al. The BMJ, 376, Moderate alcohol consumption as risk factor for adverse brain outcomes and cognitive decline: Longitudinal cohort study, e06582. BMJ Publishing Group, 2022.

＊7 Tsugane, S et al. Am J Epidemiol, 150, Alcohol consumption and all-cause and cancer mortality among middle-aged Japanese men: seven year follow-up of the JPHC study cohort I, 1201-1207. Oxford University Press, 1999.

＊8 Antonucci, M. Dr. Antonucci, Hacking the hangover: Hydrogen may solve the post-party blues, December 15, 2023. Self-published.

＊9 Li, J et al. Biochemical and Biophysical Research Communications, 464(3), Inhalation of hydrogen gas protects against allergic asthma in mice by reducing oxidative stress and airway inflammation, 731-737. Elsevier, 2016.

＊10 Meng-Meng Shi, et al. Journal of Clinical Biochemistry and Nutrition, 73(3), The efficacy of hydrogen/oxygen therapy favored the recovery of omicron SARS-CoV-2 variant infection: results of a multicenter, randomized, controlled trial,

228-233. Japan Society of Clinical Biochemistry and Nutrition, 2023.
＊11 Liu, S et al. Medicina, 60(2), The Benefit of Hydrogen Gas as an Adjunctive Therapy for Chronic Obstructive Pulmonary Disease, 245. MDPI, 2024
＊12 Matsumoto, et al. eClinicalMedicine, 55, Hydrogen inhalation therapy enhances survival and neurological outcomes in patients experiencing out-of-hospital cardiac arrest, 101717. Elsevier, 2023.
＊13 Ohsawa, I et al. Nature Medicine, 13(6), Hydrogen acts as a therapeutic antioxidant by selectively reducing cytotoxic oxygen radicals, 688-694. Nature Publishing Group, 2007.
＊14 Gharib, B et al. Biochemical Pharmacology, 61(5), Anti-inflammatory properties of molecular hydrogen: Investigation on parasite-induced liver inflammation, 585-590. Elsevier, 2001.
＊15 Ohta, S et al. Methods in Enzymology, 555, Molecular hydrogen as a novel antioxidant: Overview of the advantages of hydrogen for medical applications, 289-317. Elsevier, 2015.
＊16 Katsumata, Y et al. Circulation Journal, 81(7), The effects of hydrogen gas inhalation on adverse left ventricular remodeling after percutaneous coronary intervention for ST-elevated myocardial infarction: First pilot study in humans, 940-947. Japanese Circulation Society, 2017.
＊17 Chi, J et al. Frontiers in Physiology, 9, Inhalation of hydrogen attenuates progression of chronic heart failure via suppression of oxidative stress and p53 related to apoptosis pathway in rats, 1-10. Frontiers Media, 2018.
＊18 Itoh, T., et al. Biochemical and Biophysical Research Communications, 389(4), Molecular hydrogen suppresses FcepsilonRI-mediated signal transduction and prevents degranulation of mast cells, 651-656. Elsevier, 2009.
＊19 Song, D., et al. Scientific Reports, 10(1), Hydrogen attenuates allergic inflammation by reversing energy metabolic pathway switch, 58999. Nature Publishing Group, 2020.
＊20 J. of Kyushu Univ. of Health and Welfare, 20, 水素ガスを含む蒸気混合ガス吸入後のインフルエンザウイルス由来のＨＡ抗原に対する唾液中ＩｇＡ抗体価の増強，69．九州医療科学大学，２０１９．

＊21 Sugiyama, R et al. Ophthalmology Times, ARVO 2023: Hydrogen-rich water in the treatment of retinal degeneration, April 23, 2023. MJH Life Sciences.

＊22 Ogawa, S., et al. (2021). Electrolyzed hydrogen-rich water for oxidative stress suppression and improvement of insulin resistance: a multicenter prospective double-blind randomized control trial. Diabetology International, 13, 209-219. Springer.

＊23 Yagishita, Y et al. (2017). Nrf2 improves leptin and insulin resistance provoked by hypothalamic oxidative stress. Cell Reports, 18(8), 2030-2044. Elsevier.

＊24 Song, G et al. (2013). Hydrogen-rich water decreases serum LDL-cholesterol levels and improves HDL function in patients with potential metabolic syndrome. Journal of Lipid Research, 54(7), 1884–1893. Elsevier.

＊25 日本抗加齢医学会（２０１８）第18回日本抗加齢医学会総会https://www.mediproduce.com/18jaam/

＊26 Zhang, Z et al. (2013). Hydrogen-rich saline protects against ultraviolet B radiation injury in rats by reducing oxidative stress and inflammatory responses. Journal of Photochemistry and Photobiology B: Biology, 123, 34–40. Elsevier.

＊27 Kamimura, N et al. (2016). Molecular hydrogen stimulates the gene expression of transcriptional coactivator PGC-1α to enhance fatty acid metabolism. NPJ Aging and Mechanisms of Disease, 2, 16008. Nature Publishing Group. https://doi.org/10.1038/npjamd.2016.8

＊28 Klichko, V. I., et al. (2019). Supplementation with hydrogen-producing composition confers beneficial effects on physiology and life span in Drosophila. Heliyon, 5(5), e01679. Elsevier. https://doi.org/10.1016/j.heliyon.2019.e01679

＊29 Zhang, M et al. (2020). Hydrogen extends Caenorhabditis elegans longevity by reducing reactive oxygen species. PLoS ONE, 15(4), e0231972. Public Library of Science. https://doi.org/10.1371/journal.pone.0231972

＊30 Ohsawa, I et al. (2007). Hydrogen acts as a therapeutic antioxidant by selectively reducing cytotoxic oxygen radicals. Nature Medicine, 13(6), 688-694. Nature Publishing Group.

＊31 Li, Q et al. (2018). Effects of hydrogen-occluding silica microparticles on wound repair and cell migratory behavior of

normal human esophageal epitheliocytes. Journal of Biomedical Materials Research Part A, 106(1), 1-10. Wiley.
＊32 Zhao, P et al. (2023). Molecular hydrogen promotes wound healing by inducing early epidermal stem cell proliferation and extracellular matrix deposition. Inflammation and Regeneration, 43, Article 22. BioMed Central.
＊33 Wang, T et al. (2021). The therapeutic effects of oral intake of hydrogen-rich water on cutaneous wound healing in dogs. Veterinary Sciences, 8(11), 264. MDPI.
＊34 Ho, W. T et al. (2021). Design and in vivo evaluation of a novel transdermal hydrogen/oxygen-generating patch. Applied Sciences, 11(24), 11680. MDPI.
＊35 Kurakawa, T et al. (2015). Diversity of Intestinal Clostridium coccoides Group in the Japanese Population, as Demonstrated by Reverse Transcription-Quantitative PCR. PLoS ONE, 10(5), e0126226. Public Library of Science. https://doi.org/10.1371/journal.pone.0126226
＊36 Kobayashi, Y et al. (2017). Hydrogen generation by reaction of Si nanopowder with neutral water. Journal of Nanoparticle Research, 19(176), 1-9. Springer.

参考図書

『もう怖がらないで　がんに向き合う12の魔法』（赤木純児・中井由梨子　ワニ・プラス）
『水素ガスでガンは消える⁉』（赤木純児　辰巳出版）
『がん治療の「免疫革命」』（赤木純児　ワニブックス【ＰＬＵＳ】新書）
『希望のがん治療』（萬憲彰　ワニ・プラス）
『水素分子はかなりすごい』（深井有　光文社新書）
『最強の水素術』（宮川路子　サンライズパブリッシング）
『なぜ水素で細胞から若返るのか』（辻直樹　ＰＨＰ新書）

『水素の可能性』（及川胤昭・内藤真礼生　扶桑社）
『水素の力で創出する健康長寿１００歳社会』（森吉臣　masterpeace good.book編集部）
『水素ガス吸入のススメ２』（久保伸夫　ビオ・マガジン）
『水素の効力』（三羽信比古　ニュートリエントライブラリー）
『水素水とサビない身体』（太田成男　小学館）
『健康長寿 最後の決め手 水素がすごい』（若山利文　ＫＫロングセラーズ）
『私は万病でも水素で治します』（白川太郎　さんが出版）
『難病には水素という選択』（田中則夫　平成出版）
『水素脆性の基礎　水素の振るまいと脆化機構』（南雲道彦　内田老鶴圃）

和久晋三（わく・しんぞう）

昭和36（1961）年、兵庫県丹波市生まれ。金沢医科大学医学部卒業後、兵庫医科大学第一内科（現・循環器内科）・CCU勤務、国保作東診療所（現・美作市立作東診療所）、兵庫医科大学篠山病院（現・兵庫医科大学ささやま医療センター）等を経て、平成18（2006）年和久医院院長。兵庫医科大学非常勤講師、日本抗加齢医学会専門医、日本プライマリ・ケア連合学会認定医・指導医、日本医師会認定産業医、日本医師会認定健康スポーツ医、日本旅行医学会認定医、国際水素医科学研究会会員、Medical HSP.HSS.HSC Counselor、オーソモレキュラー・ニュートリション・ドクター、ゆびのば体操指導医、丹波市健康づくり推進協議会委員、丹波市介護認定審査会委員。著書に『こんな医者に診てほしい』（文芸社）『いつもいっしょ』（ポンポン出版）がある。「健康な方をより健康に、健康でない方もより健康に」をモットーに先進医療、予防医学にも力を入れている。

地上最強の水素健康法

――水素は病気の主因である悪玉活性酸素を駆除する最強戦士

2024年12月10日　初版発行

著者	和久晋三
発行者	佐藤俊彦
発行所	株式会社ワニ・プラス 〒150-8482 東京都渋谷区恵比寿4-4-9 えびす大黒ビル7F
発売元	株式会社ワニブックス 〒150-8482 東京都渋谷区恵比寿4-4-9 えびす大黒ビル ワニブックスHP　https://www.wani.co.jp （お問い合わせはメールで受け付けております。 HPから「お問い合わせ」にお進みください。） ※内容によりましてはお答えできない場合がございます。
装丁	新 昭彦（TwoFish）
DTP	株式会社ビュロー平林
印刷・製本所	中央精版印刷株式会社

Printed in Japan ISBN978-4-8470-7512-4

写真21-1

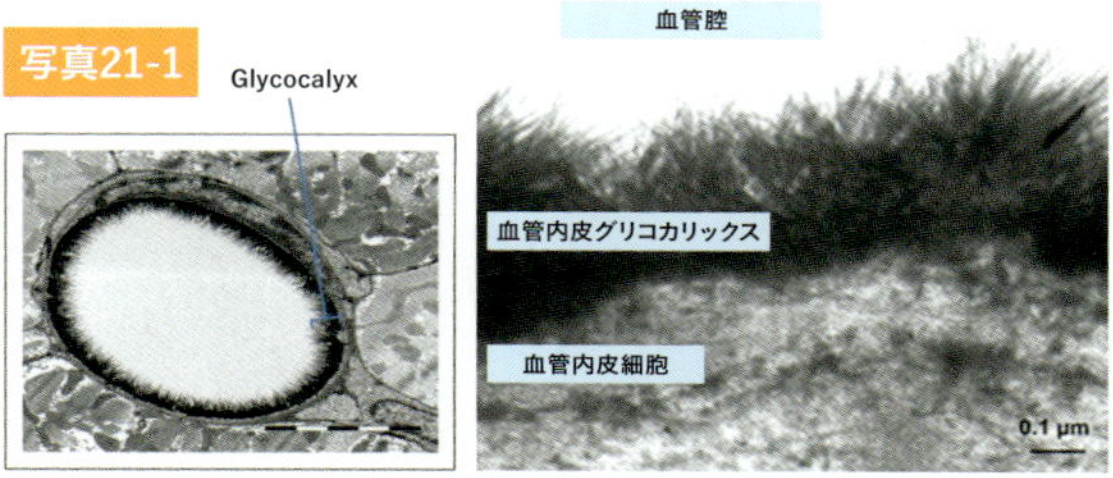

血管内皮細胞を覆う
グリコカリックス
（たんぱく−糖鎖構造）
（日本医事新報　4885 号）

写真23-2

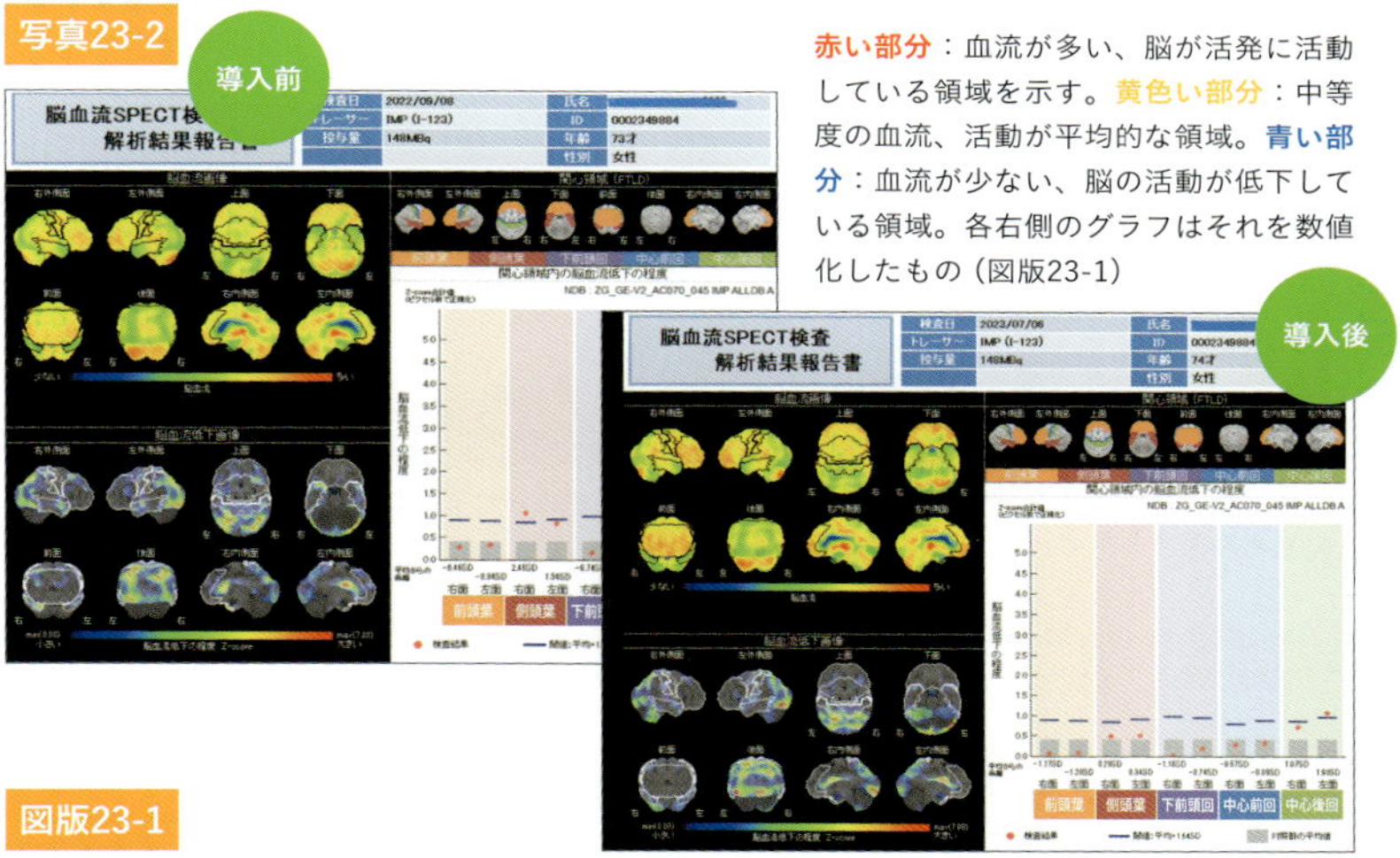

赤い部分：血流が多い、脳が活発に活動している領域を示す。**黄色い部分**：中等度の血流、活動が平均的な領域。**青い部分**：血流が少ない、脳の活動が低下している領域。各右側のグラフはそれを数値化したもの（図版23-1）

図版23-1

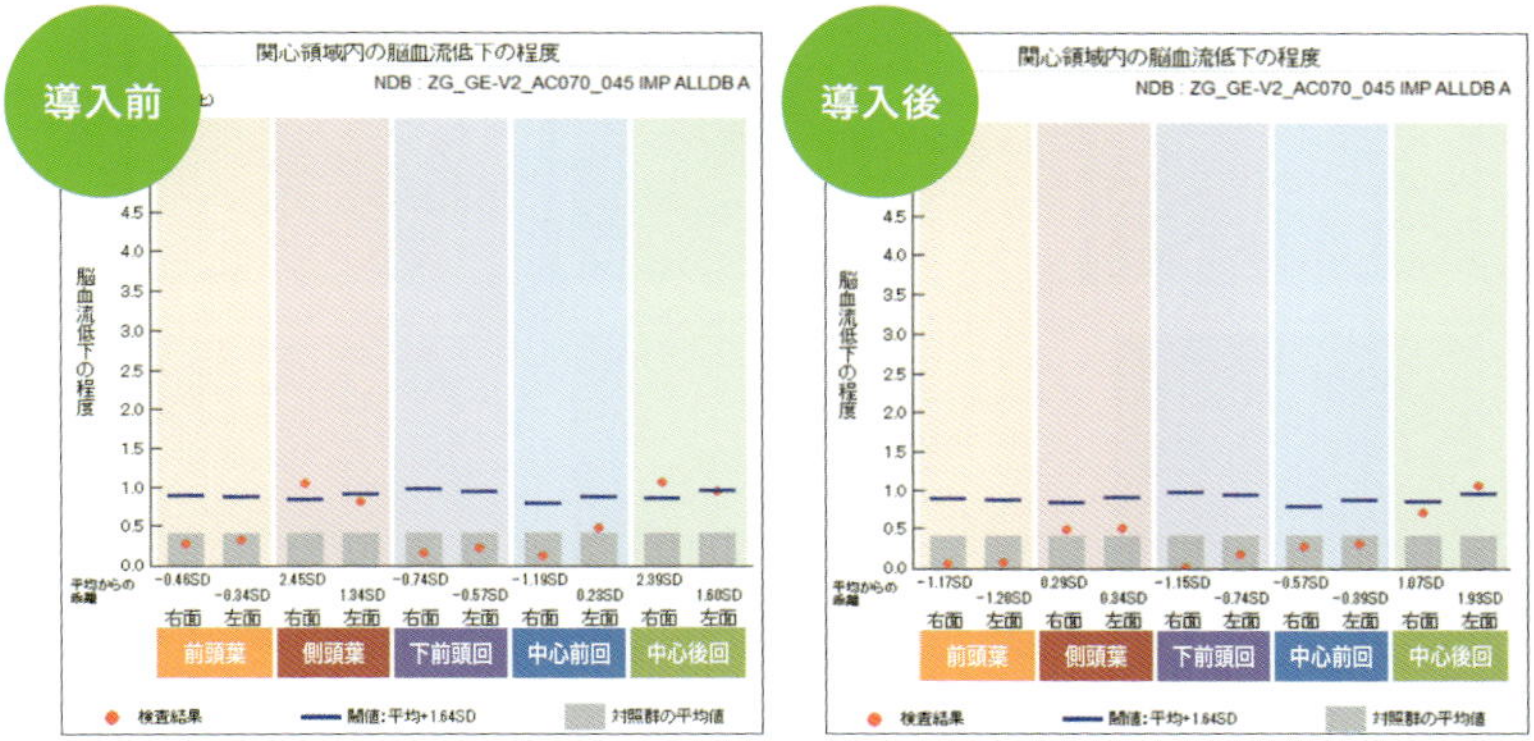

脳血流低下の程度を数値化したグラフを並べてみると、左側の水素療法導入前と右側の導入後とでは、導入後のほうが側頭葉で血流は改善している。赤い点が上に行くほど血流が悪い（兵庫県立丹波医療センター放射線科楠直明氏読影）

写真23-3

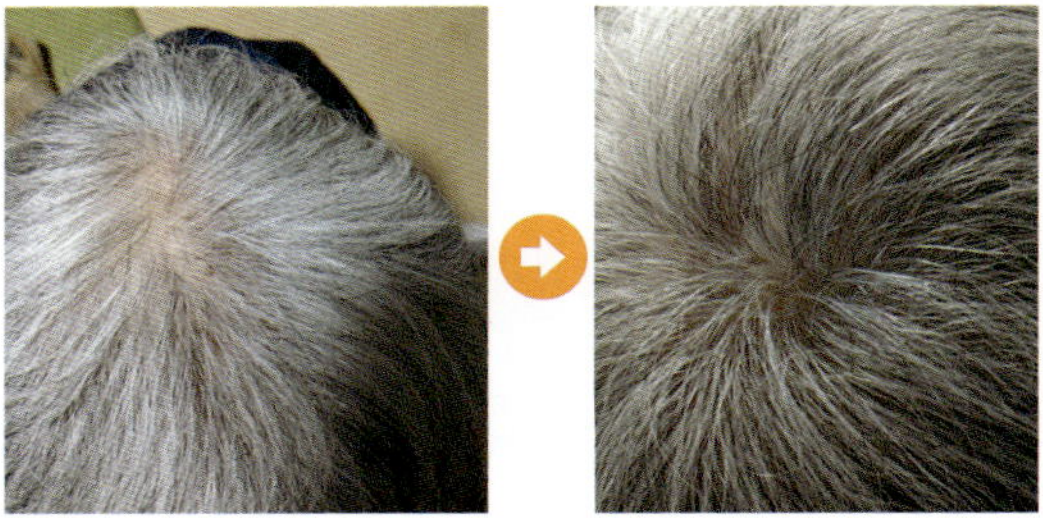

このように頭髪が豊かになり、黒い毛髪も少しずつ生えてきた(右)

写真23-5

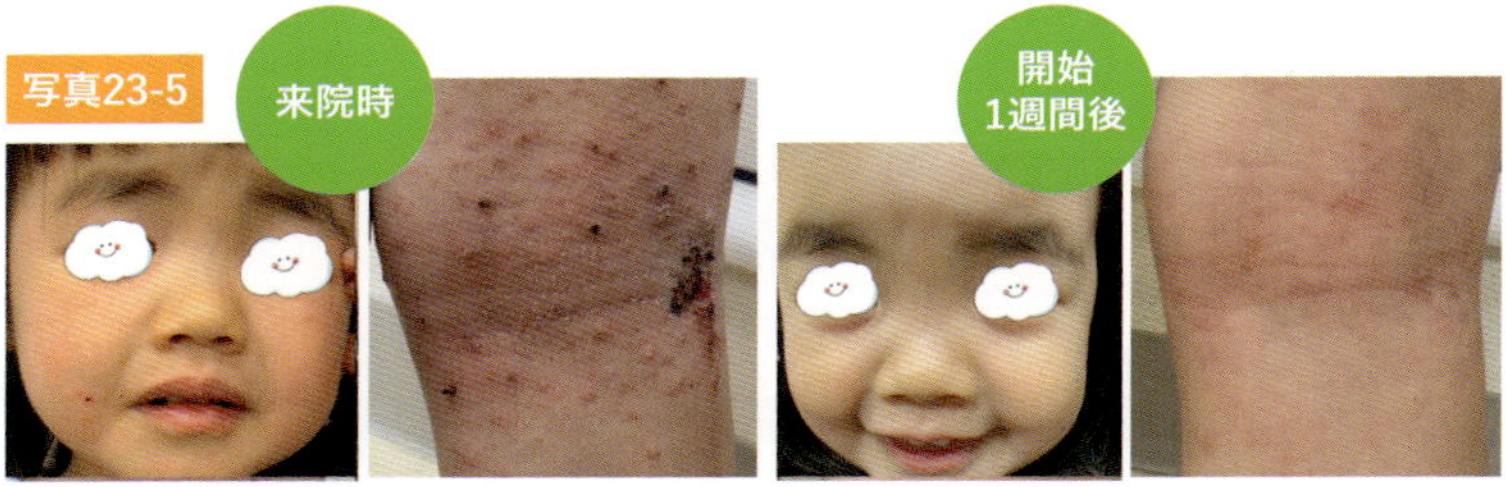

左が来院時で膝裏はもちろん、顔にもアトピー性皮膚炎がみられる。右が水素吸入開始1週間後で、膝裏も顔も改善している（上野歯科医院提供）

写真24-1

萎縮型ARMD水素吸入前後の網膜血管密度
(69歳　男性　左眼　黄斑周囲)

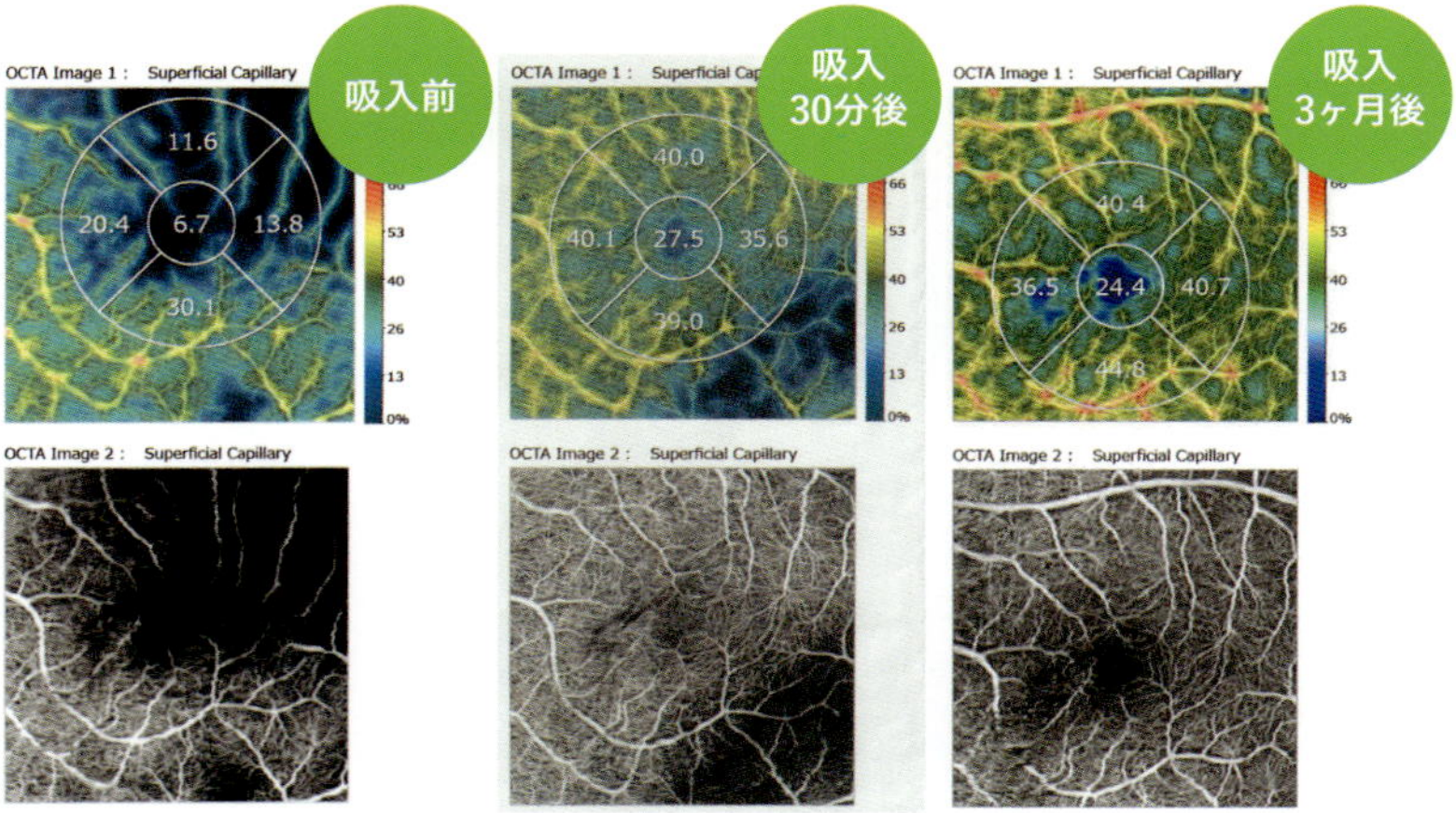

左が水素吸入前、中央が水素吸入30分後、右が水素吸入をはじめて3ヶ月後のもの。
水素吸入を続けると明らかに眼底の血流が改善されていることがわかる
写真提供　医療法人セントラルアイクリニック　渥美一成院長